COMMENT ON DÉFEND
La Vessie

PAR LE

Dr A. BARATIER

Membre de la Société d'Anthropologie
Membre des Sociétés de Médecine Publique et d'Hygiène
Membre Honoraire de la Société Protectrice de l'Enfance

Prix : 1 franc

PARIS

ÉDITION MÉDICALE
29, RUE DE SEINE, 29

COMMENT ON DÉFEND

SA VESSIE

COMMENT ON DÉFEND

Sa Vessie

PAR LE

Dr A. BARATIER

Membre de la Société d'Anthropologie
Membre des Sociétés de Médecine Publique et d'Hygiène
Membre Honoraire de la Société Protectrice de l'Enfance

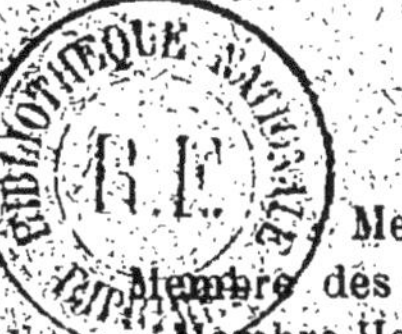

Prix : 1 franc

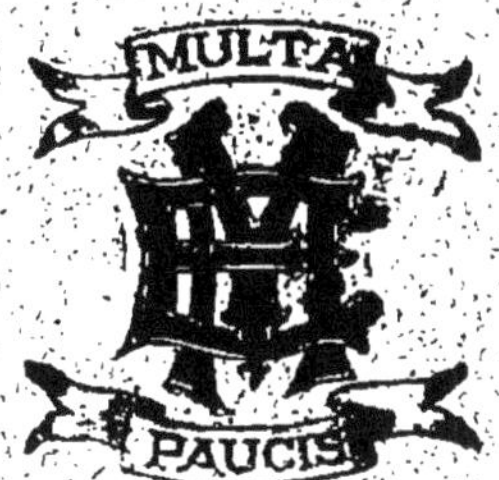

PARIS

L'ÉDITION MÉDICALE

29, RUE DE SEINE, 29

INTRODUCTION

Lorsque la maladie vient affecter les organes
urinaires, alors même que cette maladie est légère
et transitoire, le patient éprouve une dépression
physique et morale des plus intenses ; il lui semble
que sa santé est irrémédiablement perdue, que
ses jours sont comptés et qu'une mort prochaine,
précédée de souffrance et de douleurs, l'attend à
bref délai. Les idées les plus tristes, les chagrins
les plus noirs envahissent son cerveau, tout travail lui est impossible, toute joie lui est défendue,
tout plaisir l'importune et, solitaire, morne et
fatigué de corps et d'esprit, il gémit sur sa des-
tinée.

Or, les *vésicaux* qui déambulent ainsi dans le
monde sont légion et si parmi eux il y en a qui
sont gravement atteints, considérable est le nombre
de ceux qui se croient plus malades qu'ils ne le

sont en réalité et qui, avec un peu de soins, de précaution et d'hygiène, seraient guéris en quelques jours s'ils le voulaient.

Mais, dans les affections de la vessie, comme dans les autres maladies d'ailleurs, on néglige de se soigner à temps ; on espère que le mal disparaîtra tout seul, on continue la même manière de vivre, on ne change rien aux habitudes journalières et l'affection, tant légère soit-elle, ne peut manquer, avec un tel régime, de devenir plus grave.

Et parfois il est trop tard.

Trop souvent, l'homme est atteint d'une affection vésicale quelconque, ignore son mal, en méconnaît la nature, prend pour une futilité sans importance des symptômes graves et néglige de se soigner ou de se faire soigner, *parce qu'il ne sait pas ce qu'il a.* Par contre, une insignifiante douleur, une légère pesanteur ou un trouble passager dans la miction, plongera cet homme dans le désespoir ; il se croira malade, il se créera des chimères et, à tort et à travers, se soignera pour une indisposition bénigne, au risque d'accentuer son état ou de créer, par ces soins intempestifs, une maladie grave ; lui aussi agit de cette sorte, *parce qu'il ne sait pas ce qu'il a* et, comme dans le cas précédent, il pèche par ignorance.

Auprès d'un berceau, la jeune mère agit de même et dans cette ignorance où elle se trouve des indispositions qui peuvent venir troubler la vessie de son enfant, elle laisse souffrir le jeune être, laisse aggraver sa situation ou par des remèdes empiriques et routiniers elle met en péril cette frêle existence.

Or, la vessie humaine, avec ses annexes médiates ou immédiates, est un organe important qu'il est dangereux de laisser altérer dans ses œuvres vives ; c'est un rouage délicat et précieux de la machine humaine que l'on doit entourer de soins particuliers pour le maintenir dans la plus stricte intégrité ou le soigner à temps voulu dès qu'il vient à péricliter. Savoir quand la vessie est malade, savoir de quelle affection elle est atteinte, savoir en quoi constituent les fonctions multiples de cette vessie, savoir donner les premiers secours quand elle est dérangée, en attendant le médecin, tel est le but que je me suis proposé dans cet opuscule.

Savoir *Comment on défend sa vessie*, c'est donner à tout le monde les moyens pratiques d'éviter le mal, c'est le mettre à même d'enrayer, dès le début, des affections légères et c'est lui montrer le chemin qu'il doit suivre, en attendant l'arrivée des secours médicaux, dans les cas malheureusement trop fréquents, où la maladie est dangereuse.

En un mot, cet opuscule n'a pour but que de mettre l'homme en garde contre le péril et le danger en lui montrant comment il peut et comment il doit défendre sa vessie.

COMMENT ON DÉFEND

SA VESSIE

I

Anatomie et Physiologie.

———

On donne le nom de *Vessie* à un réservoir musculo-membraneux dans lequel s'accumule lentement l'urine, au fur et à mesure de sa production, jusqu'au moment où elle est expulsée extérieurement par le canal de l'urèthre d'une façon volontaire ou involontaire.

Organe impair, la vessie est située dans le bassin, derrière le pubis et a la forme d'un *ovoïde*. Selon la quantité d'urine qu'elle renferme, la vessie est plus ou moins volumineuse et ses rapports avec les organes, sa direction et sa position diffèrent du fait même de sa vacuité ou de sa distension. A l'état de vacuité, elle est logée dans le petit bassin, derrière la symphyse pubienne, au dessus et en avant du rectum, des vésicules séminales et des vaisseaux spermatiques chez l'homme, du col de l'utérus et du vagin chez la femme ; entre le rectum et sa face postérieure le péritoine forme un cul-de-sac où viennent se loger quelques anses intestinales. Distendue par l'urine, elle dépasse la symphyse du pubis, elle refoule la partie du péritoine qui coiffe son *sommet* et peut remonter assez haut dans l'abdomen. Sa partie inférieure, ou *bas-fond de la vessie*, est relativement fixe, qu'elle soit vide ou distendue, et elle se trouve rattachée au pubis en avant par les ligaments *pubio-vésicaux* ; en bas par ses connexions avec l'urèthre et la prostate ; et en arrière comme il vient d'être dit plus haut.

Trois tuniques, séreuse, musculeuse et muqueuse, forment les parois de la vessie. La première de ces tuniques, la séreuse péritonéale, n'entoure qu'incomplètement cet organe ; elle n'existe qu'en haut et en arrière. Chez l'homme, cette séreuse qui forme une partie du péritoine, tapisse le sommet, les région latérales et postérieures de la vessie jusqu'aux vésicules séminales ; en se réfléchissant sur la surface antérieure du rectum elle forme un cul-de-sac, le cul-de sac *recto-vésical* ; chez la femme elle forme, en se réfléchissant de bas en haut, le cul-de-sac *utéro-vésical*.

Les deux autres tuniques, musculeuse et muqueuse, forment les véritables parois de la vessie, surtout la tunique musculeuse. Cette paroi musculeuse ou musculaire est épaisse ; elle est constituée par des faisceaux de fibres lisses disposés en trois couches : une couche superficielle longitudinale, existant sur les faces antérieure et postérieure, mais manquant sur les parties latérales ; une couche moyenne formant un réseau de fibres circulaires complet et continu et dont la partie inférieure, correspondant au *col de la vessie*, est improprement appelée *sphincter* de la vessie ; enfin, une couche profonde, à fibres réticulées et anastomosées en réseau à mailles irrégulières et plexiformes qui constituent les *colonnes* de la vessie. La dernière tunique, la muqueuse, qui forme la couche la plus interne de la vessie, pâle et blanchâtre chez l'enfant, est rose ou grise chez l'adulte ; elle est mince, peu adhérente à la tunique moyenne dont elle est séparée par un tissu cellulaire assez épais et recouverte par un épithélium pavimenteux stratifié ; elle ne renferme aucunes glandes, mais elle présente, disséminées çà et là à sa surface, quelques rares saillies papillaires.

Des artères assez nombreuses, tirant leur origine de différents troncs, se rencontrent sur les diverses parties de la vessie ; les veines, qui ne suivent pas exactement le trajet de ces artères, proviennent également de plusieurs vaisseaux. Les nerfs de la vessie sont fournis par le plexus hypogastrique, faisceau issu du grand sympathique viscéral.

L'urine, filtrée par les reins, s'achemine lentement dans la vessie à travers les *uretères*, canaux membraneux, cylindriques, longs de 26 à 28 centimètres, au nombre de deux. Chaque uretère commence à l'extrémité inférieure du *bassinet* et descend sur le muscle *psoas*, en arrière du péritoine, croisé par les vaisseaux ovariques ou spermatiques ; par un trajet oblique, il descend dans le bassin et arrive ainsi finalement à la partie latérale du bas-fond de la vessie ; il pénètre, à travers les parois vésicales qu'il traverse obliquement et s'ouvre dans le réservoir urinaire, par un orifice en bec de flûte, à l'un des angles postérieurs du trigone vésical qu'il sert à créer. Ces canaux sont également formés par trois tuniques : une externe, composée de fibres élastiques ; une moyenne composée de deux plans de fibres lisses circulaires et longitudinales ; une interne, membrane muqueuse, recouverte par un épithélium pavimenteux stratifié. Les uretères sont animés de mouvements péristaltiques qui favorisent la progression de l'urine vers la vessie ; cette progression est également favorisée par une pression continue, sorte de *vis a tergo*, qui, partie des reins, pousse l'urine vers la vessie ; d'autre part, par suite de l'obliquité du trajet à travers les parois vésicales, l'urine ne peut remonter dans ces uretères ni être refoulée dans les reins, car la distension même de la vessie applique l'une contre l'autre les parois de ces canaux vecteurs et empêche tout reflux du liquide vers son lieu producteur.

Deux canaux apportent l'urine dans la vessie ; un autre canal conduit cette urine à l'extérieur : c'est *l'urèthre* ; c'est ce conduit excréteur de la vessie, allant du col vésical au méat urinaire, et offrant des dispositions, des dimensions et une structure très différentes chez l'homme et chez la femme, qui concourt à former une partie importante des organes génitaux extérieurs de l'homme et dont la description présente un certain intérêt.

Chez l'homme, l'urèthre étendu du col de la vessie à l'extrémité de la verge, long de seize centimètres, d'un diamètre irrégulier de sept millimètres environ, présente à considérer une partie postérieure *fixe* et une antérieure *mobile*. La portion postérieure fixe de l'urèthre comprend deux segments, qui [sont, d'arrière en avant, la portion *prostatique* et la portion *membraneuse*. La portion prostatique est logée dans l'épaisseur même de la *prostate*; la portion membraneuse ou musculeuse qui traverse la partie antérieure du périnée va depuis le sommet de la prostate jusqu'au collet du *bulbe*. Cette portion *fixe* formée par ces deux segments, décrit une courbe concave en haut et en avant en se portant de l'orifice vésical au niveau de la face antérieure de l'arcade pubienne ; là, elle forme un angle ouvert en bas en se continuant avec la portion *mobile* qui constitue le troisième segment : la portion *spongieuse ;* cette dernière est placée dans la verge, creusée dans le tissu spongieux du pénis, au dessous des corps caverneux. Le canal de l'urèthre est d'un calibre très irrégulier et offre alternativement des dilatations et des resserrements accentués ; sa muqueuse, rosée au méat, rouge dans la portion membraneuse et pâle dans les autres parties, présente des plis et des dépressions formant des petits culs-de-sac ; on y rencontre des petites glandes en grappe et particulièrement, au devant du bulbe, les glandes de Cooper, ainsi que l'orifice de nombreuses glandes à la région prostatique. Sa sensibilité est extrème, mais très facilement émoussée par la présence répétée de corps étrangers.

Chez la femme, le canal de l'urèthre n'a seulement qu'une longueur de trois à cinq centimètres; son diamètre, très dilatable, est de six à sept millimètres. Sa direction est oblique en bas et en avant. Il s'ouvre au dessus de l'entrée du vagin, en arrière du clitoris et est logé dans une gouttière de la paroi antéro-supérieure du vagin. Il est exclusivement membraneux et sa muqueuse ne présente ni glandes ni valvules ; quelques culs-de-sac très courts s'y rencontrent seulement.

Le canal de l'urèthre est, chez la femme l'organe de la miction seule ; chez l'homme il sert à la fois à l'excrétion de l'urine et à l'éjaculation du sperme par sa partie antérieure.

Tandis que l'urine est amenée goutte à goutte et d'une façon continue dans la vessie par les urètères, elle est évacuée en masse, au contraire, à des intervalles relativement éloignés, par le canal de l'urèthre. C'est le *sphincter uréthral* qui, par action réflexe ou sous l'influence de la volonté, laisse passer l'urine accumulée en quantité plus ou moins grande dans la vessie.

Enfin la *prostate* complète chez l'homme la région vésicale.

La prostate est un corps glanduleux (qui n'existe pas chez la femme) situé à la partie initiale du canal de l'urèthre, impair et symétrique, embrassant ce canal, immédiatement au dessous du col de la vessie. Elle a la forme d'une châtaigne ; son volume, rudimentaire chez l'enfant, s'accroit avec l'âge de l'individu et n'acquiert son entier développement qu'à l'époque de la puberté ; son hypertrophie est normale chez le vieillard. Triangulaire, sa base correspond au col vésical et son extrémité antérieure (son sommet), se continue avec la portion membraneuse de l'urèthre. Elle est en rapport : par sa face supérieure avec la vessie dont elle embrasse le col, et le canal de l'urèthre pénètre la partie antérieure de cette face ; par sa face antérieure avec le pubis ; par sa face inférieure avec le plancher périnéal. Cet organe, dont on voit les rapports intimes avec le bas-fond de la vessie et l'urèthre, est formé surtout par des glandes, les glandes prostatiques. Ces glandes en grappe sont disposées autour du canal uréthral vers lequel elles convergent, elles sont très irrégulières, mais nombreuses ; elles sécrètent un liquide blanc, de consistance onctueuse, qui se mêle au sperme au cours de l'éjaculation et lui donne son aspect blanc laiteux. Les fibres musculaires striées qui forment, dans la prostate, une trame serrée, sont surtout abondantes dans la paroi antérieure de la glande où elles constituent un demi-sphincter qui fait suite au sphincter de la vessie.

La situation de la prostate, ses rapports intimes avec la vessie et l'urèthre, les nombreuses lésions dont elle est le siège d'une façon isolée ou simultanée avec le réservoir de l'urine, avec l'urèthre ou les annexes des organes génitaux, nécessitaient sa description succincte.

Connaissant par ce léger exposé l'anatomie sommaire de la vessie et des organes principaux qui lui sont nécessaires pour son fonctionnement, nous allons, en quelques lignes, donner quelques notions principales de sa physiologie.

Filtrée par les reins, l'urine s'achemine par le canal de l'uretère insensiblement vers la vessie où elle tombe goutte à goutte et où elle s'accumule en quantité plus ou moins considérable selon la nature et le volume des boissons ingérées. Lorsque la vessie contient une certaine quantité d'urine, par suite de la sensibilité toute spéciale dont jouit la *muqueuse prostatique*, on éprouve le besoin d'uriner et alors intervient le rôle du *sphincter uréthral* qui seul jouit du pouvoir de laisser sortir l'urine volontairement de la vessie. C'est à cette expulsion que l'on a donné le nom de *miction*. Dans cet acte, il existe un certain effort musculaire, une légère contraction des muscles abdominaux qui pressent sur la vessie, refoulent les intestins à sa surface et aident la contraction des parois vésicales à vaincre la résistance du sphincter. Après cet effort, les parois de la vessie suffisent par leur contraction à continuer l'évacuation ; cette miction, selon la quantité de l'urine émise, dure plus ou moins longtemps et s'achève également par un nouvel effort qui a pour effet de soulever le plancher périnéal qui comprime dans ce mouvement la vessie revenue sur elle-même et d'en chasser complètement l'urine. En temps de repos, le col de la vessie est fermé et reste fermé malgré la présence d'une certaine quantité d'urine parce que c'est là sa forme naturelle, c'est l'état normal de son sphincter (improprement appelé ainsi) qui oblitère, comme tous les sphincters, le conduit qu'il circonscrit. C'est quand l'urine ou une cause reflexe vient violenter ce sphincter, que le besoin ou l'envie d'uriner apparaît, que ce sphincter est impuissant à réagir contre cette excitation et que l'urine se fait jour à travers son orifice.

Le sphincter uréthral de certains individus est doué

d'une sensibilité toute spéciale et chez eux le besoin d'uriner se fait sentir d'une manière toute particulière; l'urine, tant minime soit-elle, a besoin d'être expulsée à chaque instant et nécessite, avec une douloureuse impériosité, son évacuation ; dans ce cas, retenir trop longtemps son envie d'uriner c'est s'exposer à des accidents graves. Le sphincter vésical de la femme est peu résistant, aussi la contention de l'urine est parfois très imparfaite et au moindre effort, au plus léger rire saccadé, l'urine s'échappe goutte à goutte ou en jet d'une façon tout à fait involontaire. Comme chez l'homme, d'ailleurs, il existe chez la femme des prédispositions particulières et une sensibilité parfois exagérée.

L'urine est sécrétée en quantité variable ; certaines boissons influent d'une façon manifeste sur sa production et, d'ailleurs, elle est le plus souvent en rapport avec le volume des liquides ingérés. A l'état normal, en vingt-quatre heures, un homme sain produit en moyenne de douze cents à quinze cents grammes d'urine. Cette quantité est moins élevée chez les individus qui ont les glandes sudoripares développées et qui, de ce fait, ont des sueurs abondantes. L'urine est une solution acide de différents principes dans l'eau ; à l'état normal sa couleur est *jaune ambré* et cette couleur est plus claire ou plus foncée selon que le liquide urinaire est rendu à la suite de l'absorption d'une grande quantité de boissons ou qu'il est émis après le repos de la nuit ou une sueur considérable ; c'est son degré de dilution qui cause cette différence de coloration ; la *densité* de l'urine est plus intense que celle de l'eau

2

distillée, son *odeur* est caractéristique grâce aux sels volatils qu'elle tient dans sa dissolution et sa réaction est *acide;* néanmoins elle peut devenir *alcaline* dès son émission après l'ingestion de sels organiques tels que les malates, les citrates, etc. Sa saveur est légèrement *salée* et *amère.* Quelque temps après la miction, l'urine devient *alcaline* par décomposition de l'urée qui donne naissance à de l'ammoniaque ; souvent, enfin, l'urine peut être rougeâtre à l'émission et se troubler légèrement ensuite en se refroidissant en donnant un dépôt d'urate de soude ; la chaleur lui rend sa limpidité.

Quand la vessie ne présente aucune solution de continuité et qu'elle est dans un état d'intégrité parfaite, grâce à l'épithélium spécial qui recouvre et tapisse la muqueuse, l'urine ne peut transsuder à travers ses parois ; après la mort il en est de même pendant un certain laps de temps et ce n'est qu'au bout de quelques heures, alors que cet épithélium est mort à son tour, que, désorganisée, la muqueuse vésicale laisse suinter l'urine à travers ses parois. Cette double particularité anatomique et physiologique est d'un précieux secours dans bien des circonstances et sert souvent à reconnaitre une lésion passée inaperçue.

. . . .

Telles sont, d'une façon sommaire, les notions anatomiques et physiologiques, qu'il était nécessaire d'indiquer avant d'aborder les lésions qui peuvent atteindre la vessie et ses fonctions et de montrer *comment on peut et on doit s'en défendre.*

II

Urines pathologiques.

———

Autrefois et depuis les temps les plus reculés, l'aspect, la couleur, l'odeur et même la saveur de l'urine ont fourni aux empiriques, aux *jugeurs d'eaux* et voire même aux médecins des indications précises sur l'état pathologique des individus soumis à leur investigation. Aujourd'hui l'*uroscopie* ou étude des urines est une science avec des données irréfutables qui fait l'honneur de la clinique médicale et dont il serait difficile de se passer.

Dès que l'on s'aperçoit en urinant ou après avoir uriné que l'urine émise ne présente plus les caractères normaux auxquels on était accoutumé, il est nécessaire d'examiner attentivement cette urine ou de la faire examiner par un médecin auquel on apportera deux échantillons de ce liquide, rendu l'un le matin, l'autre le soir.

Ce sont les caractères de ces urines anormales ou pathologiques que nous allons passer en revue pour permettre aux malades de se défendre à temps contre toute affection qui pourrait, étant négligée, devenir grave ou même mortelle et leur donner les moyens d'en prévenir l'apparition.

L'urine normale est acide lorsqu'elle est fraîchement émise ; on peut se rendre compte de cette acidité au moyen d'une languette de papier de tournesol préalablement rendu alcalin ; trempé dans l'urine ce papier se colore en *rouge* d'autant plus vif que le degré d'acidité de l'urine est plus élevé. L'urine émise depuis longtemps ne rougit pas ce papier de tournesol ; il reste bleu. Sous des influences diverses, surtout après l'ingestion de certains sels, tels que les citrates ou les malates, dès son émission l'urine peut déjà être alcaline et on reconnaît cet état en la mettant en contact d'une feuille de papier de tournesol rougi préalablement par un acide : le papier vire au *bleu*. Dans l'une comme dans l'autre de ces recherches, il est nécessaire que le papier acidifié ou alcalinisé soit très sec, car imbibé encore de réactifs acides ou alcalins, il ne subirait pas assez fortement l'action des sels contenus dans l'urine et donnerait de fausses indications. C'est l'acide urique qui donne à l'urine son acidité, et c'est par suite de la décomposition de l'urée qui produit de l'ammoniaque que l'urine devient alcaline.

En dehors de toute affection pathologique, on peut rencontrer dans l'urine différents dépôts. Si dans un verre à expérience ou dans une flûte à vin de Champagne on laisse reposer pendant un certain temps cinq ou six cuillerées à soupe d'urine, il n'est pas rare de constater au fond du vase des matières étrangères plus ou moins abondantes et variées. Avec une loupe à fort grossissement ou avec un microscope on peut dans ce dépôt reconnaître la présence de mucosités, de cellules épithéliales détachées de la muqueuse uréthrale ou provenant de la desquamation de la vessie, quelques globules blancs, des cristaux d'acide urique plus ou moins nombreux ou des aiguilles d'urates colorées, et, après un certain temps, des sels de phosphate ammoniaco-magnésien ; il n'est pas rare de reconnaître encore des sels d'oxalate de chaux. La présence de ces différents dépôts est due, le plus souvent, à une alimentation vicieuse, trop abondante et trop riche en principes nutritifs ; le manque d'exercices suffisants, le repos exagéré, la vie trop sédentaire contribuent également à la formation de ces dépôts. Une hygiène alimentaire convenable rendra à cette urine ses caractères normaux et, comme adjuvant, il sera utile de faire usage pendant quelque temps d'eaux minérales alcalines (Vichy-État) ou de suivre un régime lacté absolu ou incomplet.

L'anurie, ou absence complète des urines, est rare. Cette suppression de la sécrétion urinaire s'observe lorsque les reins ne fonctionnent pas comme cela arrive dans certaines néphrites avec urémie, dans le choléra, la fièvre jaune, etc., ou lorsqu'un obstacle passager ou permanent obstrue les uretères ou l'urèthre ou qu'une rétention d'urine existe d'une façon absolue, passagère ou transitoire. Dans ces conditions l'état et la situation du malade exigent la présence d'un médecin. Sans qu'il y ait une anurie véritable, il existe souvent des circonstances où l'urine émise est en quantité infime ; cette diminution, qui est parfois considérable, tient à des causes soit individuelles, soit générales ; les sueurs profuses, pathologiques ou accidentelles, les diarrhées abondantes, les néphrites parenchymateuses, les accès fébriles ou les fièvres persistantes, l'obstruction des uretères par des calculs, sont les causes les plus fréquentes de la diminution des urines ; les boissons prises en trop petites quantités, les liquides astringents, une nourriture trop substantielle influent également d'une façon marquée sur cette excrétion insuffisante. Dans ces cas l'urine est émise à des intervalles éloignés, elle est fortement colorée, elle se trouble rapidement et laisse des dépôts rougeâtres au fond du vase ; son odeur est forte.

A côté de cette anurie et de cette diminution, passagère ou habituelle, dans l'émission des urines, il existe la *Polyurie* ou état morbide dans lequel la sécrétion urinaire est exagérée ; on lui donne souvent, à tort, le nom de *diabète insipide* ; cet état, qui est un symptôme, mais non une maladie, n'a aucun rapport avec le diabète vrai et cette dénomination peut induire en erreur. Dans ce cas, l'urine émise en 24 heures est abondante ; elle peut atteindre trois, quatre, six et même dix litres : le liquide ainsi sécrété est pâle, citrin, souvent même incolore; il ne dépose pas et n'a presque pas d'odeur spéciale. C'est surtout à l'état pathologique que se rencontre cette hyper-sécrétion ; en dehors des cas où la polyurie succède à une ingestion de boissons diurétiques, passagère ou habituelle, à une émotion vive, à l'impression du froid ou à l'absorption de substances médicamenteuses, c'est surtout chez les nerveux et les hystériques qu'on la rencontre. Les commotions cérébrales, les hémorragies, les néphrites interstitielles, la phosphaturie, le diabète sucré, les lésions de l'encéphale ont pour effet de produire une polyurie plus ou moins abondante ; mais cette hyper-sécrétion peut également, et le plus souvent, exister sans causes appréciables ou réelles et c'est surtout à une origine purement nerveuse qu'on doit la rattacher dans ces cas.

En dehors des cas pathologiques où se rencontrent l'anurie plus ou moins complète et la polyurie, c'est à l'*Hygiène* que l'on devra avoir recours pour combattre ces affections. Les boissons abondantes dans le premier cas, la diète sèche dans le second, seront les principaux adjuvants de la guérison ; la vie au grand air, la marche, les exercices corporels, une alimentation régulière, les bains froids ou chauds et surtout le repos de l'esprit amenderont peu à peu ces troubles urinaires. Quant aux agents médicamenteux c'est le médecin seul qui devra les prescrire.

Deux éléments anormaux se rencontrent dans l'urine : l'*albumine* et *le sucre*.

Quand, dans une éprouvette ou un verre conique, contenant de l'urine, on laisse tomber quelques gouttes d'acide azotique ou bien que l'on chauffe à la flamme d'une lampe à alcool cette éprouvette remplie aux deux tiers d'urine, on voit apparaître dans les couches supérieures du liquide d'abord, dans toute sa masse, ensuite, un nuage blanchâtre dû à la coagulation de l'albumine ; ce coagulum est d'autant plus intense que l'état pathologique qui le produit est plus accentué. En dehors des cas accidentels et passagers où l'on rencontre de l'albumine dans la sécrétion urinaire (alimentation trop riche, altération du liquide sanguin, dyspepsies, fièvres, phtisie, alcoolisme) c'est surtout dans les affections qui résultent d'une maladie du sang, d'un trouble dans la circulation, d'une lésion des reins aiguë ou chronique, ou d'un état cardiaque que l'on trouve cet élément anormal. Etant données les causes multiples qui produisent l'albuminurie, il est difficile d'indiquer une thérapeutique qui doit être spéciale pour chaque cas ; une seule médication est néanmoins rationnelle et efficace, quelle que soit l'origine de l'affection, c'est la médication *lactée*. Le lait, pur ou additionné de liquide diurétique, convient à tous les cas d'albuminurie et c'est au médecin d'ordonner les autres adjuvants de cette médication générale.

D'une façon passagère ou permanente, on peut trouver du *sucre* dans les urines ; à cette maladie on a donné le nom de *Glycosurie* ; le diabète sucré est la glycosurie permanente. Une polyurie abondante, pouvant aller jusqu'à l'émission de vingt litres d'urine par 24 heures, une fréquence exagérée dans la miction, une soif vive et continue, des troubles dyspeptiques, un appétit continuel, une sécheresse dans la bouche et dans la gorge, un ébranlement dans les dents et une carie dentaire rapide, etc., etc., peuvent faire naître l'idée du diabète sucré qu'il ne faut pas confondre avec le diabète insipide ou polyurie simple.

Pour s'assurer de la présence du sucre dans les urines, on peut procéder de la manière suivante :

Dans un tube à expérience ou dans une éprouvette, on verse de l'urine et de la liqueur de Fehling ou de Barreswill préalablement bouillie ; on mélange les deux liquides en agitant et on porte à l'ébullition. La coloration *rouge brun* ou *brun foncé* du liquide total affirmera la présence du sucre dans l'urine. On peut agir d'une façon plus expéditive en faisant bouillir de l'urine avec deux ou trois fragments de potasse caustique ; la réaction sera la même en cas de glycosurie. Quand il n'existe pas de sucre, le liquide urinaire bleui par la liqueur de Barreswill reste *vert* après l'ébullition.

Un régime alimentaire convenable et une hygiène appropriée seront la base du traitement antidiabétique; la suppression absolue des matières sucrées et féculentes sera d'une stricte nécessité et c'est aux soins d'un médecin que l'on devra avoir recours pour les agents médicamenteux adjuvants.

L'urine pathologique peut encore contenir des éléments anormaux. La bile, le sang, le pus, les mucosités s'y rencontrent ; des déchets épithéliaux, des infusoires, des spermatozoïdes, des gonocoques, des graviers, s'y décèlent par un examen microscopique ainsi que la présence des nombreux sels dont il a été parlé plus haut. Dans tous ces cas, dès qu'un individu remarque que son urine change de couleur, d'aspect ou d'odeur; quand il s'aperçoit que ce liquide dépose au fond du vase, qu'il devient filant, mousseux ou gluant, qu'il diminue ou augmente dans la quantité émise, même sans éprouver de gêne ou de douleur, il doit examiner ou faire examiner cette urine et consulter un médecin. Si parfois ces troubles dans la composition normale de l'urine sont sans gravité et ne décèlent qu'une affection locale ou générale bénigne et sans importance, due à une irrégularité alimentaire, à une excitation nerveuse ou à une hygiène déséquilibrée, trop souvent, au contraire, ils peuvent être l'indice et l'avant-coureur ou d'une maladie grave ou d'un état pathologique dangereux. Insignifiants quand ils sont, dès le début, l'objet de soins particuliers, ces troubles peuvent, à la longue, devenir incurables et mettre le patient, aussi bien au point de vue moral qu'au point de vue physique, dans une situation précaire. Aussi, pour éviter toute suite fâcheuse dans l'avenir, est-il d'une nécessité absolue d'avoir recours à l'homme de l'art quand on s'aperçoit que les *urines ne sont pas ce qu'elles étaient* à l'état ordinaire.

III

Troubles de la Miction.

———

On a vu que la miction est l'acte par lequel l'urine contenue dans la vessie est expulsée au dehors par le canal de l'urèthre. Quand la vessie est remplie d'urine ou même lorsqu'elle n'en contient que quelques gouttes, selon la sensibilité spéciale de chaque individu, on éprouve le *besoin d'uriner*. Ce besoin peut se faire sentir d'une manière impérieuse et nécessite une émission immédiate, ou bien se manifester par une série de petites sensations plus ou moins aiguës qui suscitent cette envie mais qui, par leur peu d'intensité, n'obligent pas l'individu à la satisfaire d'une façon immédiate. Chaque vessie a, pour ainsi dire, sa sensibilité spéciale et tel peut rester de longues heures sans donner libre cours à son urine malgré la distension de son réservoir urinaire quand tel autre est forcé, au plus léger besoin, de satisfaire sans tarder cette douloureuse envie alors même qu'il n'a que quelques gouttes d'urine à émettre.

Plus que tous les autres actes de l'organisme, la

miction peut présenter des troubles, légers ou intenses, mais toujours fâcheux, qui nuisent à l'état général de l'individu.

En dehors des cas pathologiques nombreux, congénitaux ou acquis, dans lesquels, la miction se fait d'une façon anormale (fistule vésico-rectale ou vésico-vaginale, hypospadias, extrophie de la vessie, etc..) l'urine est chassée au dehors par l'urèthre et sort de ce canal par un jet régulier, assez énergique, d'un calibre égal dans toute son étendue et d'autant plus considérable que l'urine émise est elle-même plus abondante. Timide à sa sortie du méat urinaire, ce jet d'urine augmente de force et d'intensité pendant la majeure partie de la miction pour se terminer en un mince filet qui, lui-même, s'achève en ne laissant sourdre que quelques ultimes gouttes ; ces dernières gouttes d'urine sont elles-mêmes chassées de l'urèthre par un mouvement volontaire des muscles du périnée et par une légère contraction des muscles abdominaux. A l'état normal, la fin de la miction s'accompagne presque toujours d'un petit frisson.

Quant un obstacle vient à siéger dans le canal de l'urèthre, tel que le rétrécissement, telle que l'oblitération partielle du méat urinaire, la miction se fait d'une façon anormale. A l'envie d'uriner qui a pour effet de laisser le champ libre à la sortie de l'urine, doit s'ajouter un certain effort, de durée et d'intensité assez grandes ; le jet de l'urine est irrégulier, lent, saccadé, parfois douloureux ; l'urine est rejetée en tire-bouchon, en vrille ; elle bave à l'orifice du méat ou bien se divise en plusieurs filets divergeants en tous sens. La fin de la miction est lente, l'urine ne tombe plus que goutte à goutte et, après un temps plus ou moins long, il est nécessaire de faire des efforts violents et des contractions énergiques afin d'expulser les derniers suintements du liquide vésical.

A côté de ces cas particuliers dans la manière dont est expulsée l'urine, la miction elle-même peut presenter des troubles nombreux.

Après les repas, après l'ingestion de boissons abondantes ou diurétiques, il existe souvent une émission d'urine *considérable* ; dans certains états nerveux, dans la polyurie insipide et dans le diabète, cette émission est également exagérée. Dans d'autre cas la miction est plus *fréquente* qu'à l'état normal ; cette fréquence qui se traduit par des envies d'uriner assez impérieuses et souvent répétées alors que l'urine est peu abondante à chaque nouvelle émission, s'observe principalement chez les nerveux, chez les individus mélancoliques, chez les sujets atteints de cystite, de blennorrhagie, de cystite blennorragique, d'hypertrophie de la prostate, d'ataxie locomotrice et de néphrite chronique. Cette fréquence est, chez certains patients, parfois inouïe ; à la moindre goutte d'urine dans la vessie, le malade est obligé de satisfaire son envie et aussitôt cette miction terminée, est-il contraint d'uriner encore; c'est dix ou quinze fois par heure, souvent même plus souvent, qu'il est obligé de vider sa vessie ; c'est sans cesse une nouvelle envie qui l'étreint et sans relâche il est forcé d'avoir recours à l'urinoir. Chez d'autres, au contraire, la miction est *retardée*, rare ou très espacée ; une ou deux fois seulement en vingt-quatre heures, le réservoir vésical *demande* à être vidé et, parfois, on pourrait laisser passer un temps considérable sans être incommodé par cette absence de miction et sans éprouver même le besoin d'uriner. Dans certaines affections de la prostate ou de la vessie, la miction pour s'effectuer, a besoin d'être aidée par des efforts violents et par des contractions musculaires énergiques ; l'émission est *laborieuse*, la vessie se contracte mal ou est obligée de réagir avec peine contre un sphincter lésé dans son intégrité. Dans la majeure partie de ces cas, en même temps que la miction est anormale elle est *douloureuse*. Soit au début de l'émission de l'urine, soit pendant cette émission, soit après son arrêt, surviennent de la cuisson, du ténesme et des douleurs aiguës au niveau du col vésical, au méat urinaire ou dans le canal uréthral. Dans les affections de la prostate, dans les maladies de la vessie c'est surtout au début de la miction qu'apparaît la douleur ; un brûlement intense semble embraser le bas-fond du réservoir vésical, une cuisson extrême s'irradie dans la région pubienne, aux lombes, aux cuisses ou aux organes génitaux et paraît se calmer un peu, après l'émission des premières gouttes d'urine ; la fin de la miction est aussi parfois très douloureuse, douleur encore augmentée par les mouvements volontaires ou réflexes qui expulsent le dernier jet de cette urine. Dans la blennorrhagie aiguë, la miction est douloureuse pendant toute sa durée mais, le plus souvent, elle atteint son paroxysme à la fin de l'émission ; dans la plupart des cas, une certaine cuisson existe au méat au début de cette miction. Enfin, dans certains cas d'ataxie locomotrice, dans certaines affections chroniques de la vessie, quand il existe des néoplasmes, des calculs ou de la tuberculose vésicale ou encore des corps étrangers, la douleur se fait sentir d'une façon permanente ou intermittente.

Dans tous ces cas spéciaux, *fréquence*, *abondance*, *rareté*, *difficulté* ou *douleur*, des soins particuliers et généraux s'imposent.

D'une façon stricte, on doit d'abord s'habituer à uriner au réveil, au coucher et après les repas. De même qu'il est inutile d'uriner quand on n'en a pas envie, de même il est dangereux de se *retenir* quand le besoin d'uriner se fait sentir. Si, au début d'un long voyage ou d'une station prolongée dans un lieu clos, on urine par *prévision* et pour éviter toute rétention possible, cette précaution fort sage en maintes circonstances, ne doit pas devenir une habitude car on accoutumerait ainsi la vessie à se vider sans besoin réel et à la rendre *sensible* inutilement. En urinant à des moments fixes, ou à peu près, on arrive à la régularité dans la miction. Au contraire, dès que l'on a envie d'uriner, il faut satisfaire cette envie dès que cela est possible ; si, pendant quelque temps et même à plusieurs reprises, on peut arriver à retenir ce besoin, il existe nécessairement un moment où le sphincter uréthral ne sera pas assez puissant pour soutenir ces efforts répétés, il cède et on s'expose, par la suite, à des accidents. De plus, ce sphincter devient de plus en plus sensible et la miction est nécessairement amenée à devenir fréquente et douloureuse. Eviter ces deux inconvénients, c'est se garantir contre l'avenir.

Quand la miction est *abondante* et quand cette abondance ou polyurie n'est pas le résultat d'un état pathologique, c'est en modérant l'usage des boissons et en supprimant surtout celles qui sont diurétiques que l'on arrivera peu à peu à un état voisin de la miction normale. Les bains généraux, la natation en piscine ou en rivière, la marche, le grand air, la gymnastique, la sudation et une hygiène alimentaire appropriée seront les adjuvants de cette médication. Dans le cas contraire, c'est-à-dire lorsque la miction est *rare* et que les urines sont minimes, c'est un traitement opposé auquel on devra avoir recours. Les boissons abondantes, diurétiques et légères sont tout d'abord indiquées ; une alimentation végétale remplacera le régime carné du cas précédent; on évitera les sueurs et les exercices violents qui peuvent les provoquer ; l'hydrothérapie, les douches lombaires ou abdominales, les bains tièdes, le massage abdominal, l'électricité et la vie calme mais libre remédieront à cette rareté des urines. Le lait, les eaux minérales (Vittel, Vichy-État, Evian, Contrexéville) les bains de mer seront des précieux auxiliaires de ce régime.

Quand on éprouve de la *difficulté* ou de la *douleur* pour uriner (toujours en dehors des cas pathologiques sérieux) l'usage des bains, surtout des bains de siège prolongés, donnera des résultats satisfaisants. Les diurétiques légers, les eaux minérales alcalines, naturelles ou artificielles, les suppositoires opiacés, les lavements adoucissants, les douches abdominales légères, les fumigations ou les bains de vapeurs locaux apporteront un certain soulagement, surtout à l'élément douleur. Comme médication interne, dans les cystites et les blennorragies douloureuses, les balsamiques, le santal, la térébenthine, le copahu, le goudron, etc., donneront de bons résultats. Quand la difficulté d'uriner sera sous la dépendance d'une hypertrophie de la prostate ou d'un rétrécissement uréthral, la dilatation progressive du conduit urinaire sera la meilleure des thérapeutiques, mais ce cathétérisme devra être pratiqué par un médecin, car se sonder soi-même est toujours dangereux ; néanmoins, par la suite, l'habitude aidant, on pourra se sonder avec des sondes ou des bougies molles, d'un calibre progressif. Les lavages de l'urèthre ou de la vessie, avec des liquides médicamenteux (eau boriquée, eau de vichy, eau miellée, etc.) seront souvent utilisés avec avantage.

Deux troubles graves peuvent encore vicier l'émission normale de l'urine : ce sont l'*incontinence* et la *rétention* urinaire.

Quand involontairement l'urine s'échappe de la vessie, quand cette urine s'écoule sans que l'on soit capable de s'opposer à son émission par le fait de la volonté, il y a incontinence d'urine. Tantôt cette affection est le résultat de causes matérielles siégeant sur les voies urinaires, tantôt au contraire elle existe sans lésion ni causes matérielles aucunes. Quand l'occlusion de la vessie est rendue impossible par la présence d'une tumeur, par un fongus, un cancer, des abcès, ou par une irritation permanente du col, ou de la prostate, l'urine, non retenue par un sphincter paralysé ou détruit, s'écoule involontairement; à la suite d'un accouchement laborieux et de longue durée, à la suite d'une opération sur le col de la vessie, ou de cathétérismes fréquents, cette incontinence peut également se produire. Ce sont des causes *matérielles* qui agissent en cette circonstance. Dans d'autres cas, comme cela se rencontre si souvent chez les vieillards, l'incontinence se produit lorsque le réservoir vésical, fortement et longtemps distendu par l'urine, se paralyse par l'effet même de cette distension. A une rétention prolongée succède l'incontinence urinaire, nommée incontinence par *regorgement*. Cette forme se rencontre surtout chez les vieux prostatiques.

A côté de ces cas où les causes matérielles et mécaniques jouent le principal rôle dans les troubles de la miction, l'incontinence s'observe chez des individus non plus atteints de lésion de la vessie, de la prostate ou des orifices d'occlusion, mais bien de lésions du système nerveux. Un grand nombre d'aliénés urinent sans s'en apercevoir; les épileptiques, les idiots, les arrêtés cérébraux, les paralytiques généraux, les hystériques, etc., sont presque toujours, à une phase quelconque de leurs troubles pathologiques, atteints d'incontinence tout en ayant leurs organes vésicaux dans une intégrité parfaite; cette incontinence se rencontre également d'une façon fréquente dans les fièvres graves, dans la fièvre typhoïde, dans les attaques épileptiformes, dans les attaques d'apoplexie et dans les syncopes ; dans ces cas ce phénomène est transitoire. Enfin certains enfants, en dehors de toute tare nerveuse, sont sujets à l'incontinence urinaire. Cette incontinence est surtout *nocturne*; plongé dans un sommeil profond, l'enfant n'est pas réveillé par son besoin d'uriner, son sphincter ne peut résister à cette excitation et, involontairement, l'urine s'écoule ; parfois, l'enfant se réveille pendant sa miction mais sa volonté n'est pas assez rapide pour réagir sur sa vessie et, comme s'il était paralysé, le sphincter laisse fuir l'urine, incapable qu'il est de la retenir ou de la retenir en temps opportun.

La médication à apporter pour enrayer ou arrêter les incontinences d'urine varie selon les causes agissantes. Quand c'est une cause matérielle ou mécanique qui provoque ce trouble, c'est aux agents chirurgicaux qu'il sera nécessaire de s'adresser. Quand l'innervation et le système nerveux sont les auteurs directs de l'incontinence, l'hydrothérapie, les douches locales, l'exercice corporel, les narcotiques, les antispasmodiques, les antinerveux, le bromure, la valériane, etc., donneront parfois, quelques heureux résultats. Les douches locales, les révulsifs, les pointes de feu, les frictions aromatiques et excitantes, l'électricité, le massage, appliqués aux régions lombaires ou pubiennes, seront de précieux adjuvants à cette médication générale.

Dans l'incontinence nocturne des enfants, c'est surtout à l'hygiène et à la sévérité du régime alimentaire que l'on devra avoir recours. Faire coucher l'enfant sur

Le *Sirop de Bromure de potassium de Henry Mure* réussit très bien contre l'incontinence due à une cause nerveuse.

un lit dur, le faire uriner avant le sommeil, le réveiller pour le faire uriner pendant le cours de la nuit, supprimer la boisson au repas du soir, lui faire occuper dans son lit une position déclive (la tête très basse et le bassin élevé) lui donner une nourriture peu substantielle au dernier repas, le faire veiller tard dans la soirée, et lui faire de la suggestion, sont des moyens qui, à la longue, arrivent à donner de bons résultats. L'hydrothérapie, les bromures alcalins, les révulsifs énergique aux lombes, le sulfate d'atropine, le camphre, le valérianate de camphre, etc., seront également employés avec succès. Enfin, il arrive très souvent, quand tous ces moyens ont échoué, que l'incontinence disparaisse sans causes appréciables. La croissance, d'ailleurs, met un terme à cette infirmité *essentielle* dans la majeure partie des cas.

L'impossibilité de vider la vessie complètement ou incomplètement, volontairement et d'une façon normale, caractérise la *Rétention* d'urine. La rétention peut être incomplète ou complète. Dans le premier cas, le malade ne rend pas la totalité de l'urine contenue dans sa vessie, il ne la vide pas d'une façon absolue et il reste toujours dans le bas fond vésical une quantité plus ou moins notable de liquide urinaire; dans le second cas, l'émission de l'urine peut être considérée comme nulle ; à peine si quelques gouttes sont expulsées, malgré la violence des efforts et des contractions vésiculaires et malgré les envies incessantes d'uriner que le patient ne peut arriver à satisfaire. Sous l'influence de la quantité d'urine qui s'accumule dans la vessie, celle-ci se distend, se dilate de plus en plus et fait une forte saillie sous la paroi abdominale où on la perçoit aisément à la vue et au palper.

Quand la rétention d'urine est complète, le malade éprouve de vives douleurs au bas-ventre, aux cuisses et à la région lombaire ; les envies d'uriner sont fréquentes, parfois continuelles et par des efforts violents ou par des positions bizarres, le patient cherche à satisfaire ce besoin intolérable. Incomplète, la rétention d'urine est moins douloureuse ; le malade, à des intervalles plus ou moins rapprochés, peut émettre quelques gouttes d'urine et entre ces mictions restreintes, sa vessie ne le fait pas souffrir ; au bout d'un certain temps une notable tolérance s'acquiert, le malade peut résister à son ténesme vésical et cette rétention devient chronique jusqu'au jour où apparaît l'*incontinence* ; d'abord nocturne, cette incontinence par suite de rétention devient diurne, le patient urine malgré lui, goutte à goutte, sans s'en apercevoir et sans pouvoir s'en empêcher ; une intoxication urinaire ou des accidents nerveux terminent cette infirmité après un temps plus ou moins long et selon l'âge des individus.

Les causes les plus diverses peuvent provoquer la rétention d'urine. Un grand nombre de maladies, n'ayant pas la vessie pour siège, les accidents cérébraux, les péritonites, le choléra, la fièvre typhoïde s'accompagnent souvent de cette affection. Dans d'autres cas c'est une cause organique, siégeant sur l'appareil vésical qui est cause de cette rétention ; tels sont les uréthrites, les cathétérismes, continuels ou mal faits, les injections irritantes, les tumeurs, les néoplasmes, les prostatites, les rétrécissements uréthraux et, en un mot, les lésions *mécaniques, traumatiques* ou *inflammatoires*.

Quand un malade est atteint de rétention d'urine complète, c'est aux secours immédiats d'un médecin qu'il doit s'adresser. S'il ne peut les obtenir sur-le-champ, c'est aux bains tièdes, locaux ou généraux, aux lavements, aux cataplasmes sur la région pubienne, aux onctions avec des pommades émollientes et opiacées, aux calmants externes qu'il devra avoir recours ; ce sont d'ailleurs ces moyens qui seront employés quand le cathétérisme ne sera pas possible immédiatement. Quand la rétention d'urine est incomplète, le repos au lit pendant quelques jours, la diète sèche et les moyens indiqués ci-dessus, atténueront le paroxysme de la miction et une hygiène générale, surtout au point de vue de l'alimentation, permettra au malade de ne pas être trop incommodé par son affection, au moins pendant un certain laps de temps.

Dans tous ces cas où la miction est troublée à un degré quelconque, le malade devra toujours avoir à l'esprit que son affection, tant bénigne soit-elle, peut devenir grave et que, sans soins préventifs et réguliers, il peut un jour être victime de ces troubles urinaires.

IV

Contusions et Plaies de la Vessie.

Protégée de toutes parts par des massifs osseux, musculaires ou adipeux, la vessie n'est que rarement blessée par les traumatismes. Les chocs, les violences extérieures, les contusions sont le plus souvent amortis d'une façon considérable soit par les muscles abdominaux et le pubis, soit par la région périnéale, et, dans ces cas le traumatisme qui en résulte n'est que léger. Au contraire, dans quelques circonstances rares et exceptionnelles, la violence de la contusion est telle que la vessie est profondément lésée dans son intégrité et qu'elle présente des délabrements considérables. Tels sont les accidents provoqués par des projectiles, par des masses pesantes, par des objets contondants et par des instruments acérés agissant de dehors en dedans. Dans ces cas, à la région abdominale, on peut rencontrer des déchirements plus ou moins étendus des masses adipeuses et musculaires, des éclatements véritables de ces mêmes barrières, des fractures multiples du pubis et des désordres intenses de la vessie ; dans ces traumatismes graves, qui intéressent presque toujours en même temps le péritoine et l'intestin, les symptômes de la lésion de la vessie sont masqués par ceux du délabrement général du bassin, du péritoine et de l'intestin ; des soins spéciaux doivent être immédiatement apportés au blessé.

Dans les cas où il existe un traumatisme léger du bas-ventre, chute, choc ou contusion, le malade devra se reposer au lit, dans le décubitus dorsal et observer une immobilité complète. Des cataplasmes tièdes émollients, des onctions avec une pommade adoucissante ou opiacée, des lotions avec de l'eau blanche, de l'eau additionnée d'alcool camphré ou de teinture d'arnica, des lotions avec du vin aromatique ou de l'eau glacée apporteront un soulagement marqué ; des lavements laudanisés, émollients ou évacuants, seront également d'un grand secours. On surveillera avec soin la miction ; si le blessé éprouvait de la difficulté pour uriner, des boissons diurétiques seront ordonnées (Eau de Vichy-État, Vittel, chiendent, queue de cerises, stigmates de maïs, capsules d'Arhéol). En cas d'anurie, le malade devra être sondé, par l'homme de l'art, et le lavage de la vessie, à l'eau boriquée ou bicarbonatée, donneront de bons résultats. Pendant quelque jours l'urine peut être troublée, mais jamais elle ne devra contenir de sang ; si l'hématurie existait il y aurait à craindre une lésion de la vessie et un médecin devrait être mandé d'urgence auprès du patient.

Après ces contusions du bas-ventre, il arrive souvent que des ecchymoses plus ou moins étendues fassent leur apparition quelques jours ou quelques heures après le traumatisme ; la région pubienne, la verge, le scrotum et la partie interne des cuisses peuvent présenter des taches ecchymotiques plus ou moins accentuées ; ce sont des symptômes d'épanchements sanguins sous-cutanés auxquels on ne doit pas accorder un pronostic fâcheux ; c'est un phénomène sans importance dont les traces disparaissent rapidement.

Les *plaies* véritables de la vessie ont une gravité plus grande. Surtout plus fréquentes pendant l'état de distension urinaire, les plaies de la vessie sont occasionnées par des instruments piquants, tranchants ou contondants, ou encore par des projectiles de guerre ; néanmoins ces blessures sont rares. Uniques ou multiples, simples ou compliquées de lésions de voisinage, ces plaies de cause externe laissent échapper au dehors de l'urine en quantité assez abondante, mélangée à du sang ou permettent à cette urine de s'infiltrer dans le petit bassin ; dans l'un comme dans l'autre cas ces plaies se compliquent toujours d'accidents péritonéaux plus ou moins accentués et rapides dont l'évolution est variable, selon la nature même du corps vulnérant. Le pronostic de ces accidents est presque toujours fatal lorsqu'il s'agit de plaies intrapéritonéales ; il est grave pour les autres et entraîne toujours de certaines réserves, à cause surtout des complications de connexité qui peuvent se produire.

La vessie peut encore être blessée de *dedans en dehors* par l'introduction de corps étrangers, la présence de sonde à demeure, les manœuvres effectuées pendant l'opération de la lithotritie, etc., qui peuvent donner lieu à des déchirures des parois vésicales, à des ulcérations ou à des processus de gangrène ; ces cas se rencontrent avec une certaine fréquence.

Enfin la vessie peut être blessée pendant un accouchement laborieux par suite d'une compression longtemps entretenue par la tête de l'enfant à la région vésico-vulvaire ; il en résulte une fistule vésico-vaginale, infirmité qui ne peut disparaître que par une opération délicate dont le succès dépend surtout de la rapidité de l'intervention.

Il est à remarquer, en outre, que la vessie ne peut être atteinte extérieurement par le périnée, et, lorsqu'elle est à l'état de vacuité, elle se pelotonne dans l'excavation pelviennne où elle échappe d'une façon presque constante à l'action des causes vulnérantes.

A côté de ces plaies et de ces déchirures accidentelles, de cause externe ou interne, qui peuvent avoir le réservoir vésical pour siège, on rencontre encore assez fréquemment une blessure spéciale à laquelle on a donné le nom *rupture de la vessie*. Ces ruptures vésicales sont assez rares ; elles peuvent être déterminées par l'extension exagérée de l'organe, par suite d'une quantité excessive de liquide urinaire ou par des traumatismes violents, tels que chocs ou contusions violentes, chutes d'un lieu élevé, ou compressions exagérées. Dans ces blessures, le péritoine est toujours intéressé, la rupture est généralement unique mais ses dimensions sont plus ou moins considérables. Moins la plaie extérieure, les symptômes sont à peu près semblables à ceux des autres plaies de la vessie, et ces ruptures siègent le plus souvent sur le bas-fond du sac vésical. Au moment où la déchirure se produit, le malade éprouve une douleur aiguë, instantanée et locale; des sueurs abondantes apparaissent peu à peu et des envies fréquentes d'uriner se font sentir avec un ténesme parfois assez intense; il existe souvent des envies de vomir et des vomissements. En sondant le blessé, le catéthérisme est négatif, ce qui indique la vacuité de la vessie; retirée, la sonde est maculée de sang. Le danger de ces ruptures tient à la péritonite et à l'infiltration urineuse. Une intervention urgente et rapide ayant pour but la suture des bords de la plaie est la seule chance de salut.

Dans tous les cas où se produisent des contusions, des plaies ou une rupture de la vessie, des soins d'urgence sont nécessaires, en attendant l'arrivée du médecin. C'est avec les plus grandes précautions et avec le moins de mouvements possible que l'on devra transporter le blessé à son domicile ou à l'hôpital. Le meilleur mode de transport consiste à porter le malade à bras d'homme, surtout quand la distance à parcourir n'est pas grande. Deux hommes vigoureux, dont les quatre mains sont entre-croisées, deux par deux, pour faire sellette, enlèveront le blessé avec précaution, le feront asseoir sur cet entrecroisement tout en le tenant appuyé contre leur poitrine, et le blessé se cramponnant de chaque bras au cou des porteurs, sera ainsi conduit à petits pas et sans secousse à son lieu de traitement. Dans les endroits éloignés et manquant de tous secours médicaux immédiats, le blessé transporté comme il vient d'être dit ou couché sur un brancard dans le décubitus dorsal, sera placé doucement dans un lit ; on lui fera prendre une position déclive en plaçant sous ses lombes un oreiller ou un paillasson assez épais ; les cuisses seront légèrement fléchies et on donnera aux pieds un point d'appui assez résistant pour que le blessé puisse rester dans cette position sans trop de fatigue. Des compresses d'eau froide ou glacée, des pièces dé flanelle imbibées de liniments calmants, opiacés ou belladonés, seront appliquées sur le bas-ventre et fréquemment renouvelées ; des lavements émollients, miellés ou laudanisés, froids ou glacés, seront administrés et le repos absolu et le plus complet devra être observé. Dans tous les cas, même lorsque l'état du blessé ne paraît pas être grave, on doit faire appeler un médecin, car des complications peuvent souvent se produire et devenir dangereuses par la suite.

Dans le cas où le malade aurait l'habitude de se sonder, il sera utile de lui faire pratiquer un cathétérisme après l'accident et de laisser la sonde à demeure. En cas contraire, on devra s'abstenir de toute intervention de ce genre avant l'arrivée du médecin qui, seul, devra avoir recours à cette opération souvent difficile à la suite de ces accidents.

V

Corps étrangers.

Aussi bien chez l'homme que chez l'enfant, mais de préférence chez les femmes et les fillettes, les corps étrangers abondent dans la vessie.

On peut distinguer deux catégories dans les corps étrangers vésicaux : ceux qui viennent du dehors et ceux qui se forment dans la vessie même. Dans le premier cas, les corps les plus variés ont été trouvés dans la vessie ; introduits d'abord dans l'urèthre, ils cheminent ensuite vers le réservoir urinaire, où ils séjournent, soit par suite d'une rupture d'une de leurs parties constituantes, soit par suite de leur ténuité, soit à cause de leur forme elle-même. Parmi les corps étrangers venus du dehors, les uns sont introduits dans un but érotique, par lubricité ou surtout par amusement chez les enfants, les autres dans un but thérapeutique et qu'un accident vient rompre et briser en laissant dans la vessie différents fragments. Les pépins de raisin ou de pommes, les grains de blé, de maïs, de courge, les crayons, les tuyaux de pipe, les aiguilles à tricoter, les épingles à cheveux, des épis, des fétus de paille, des tiges de plantes, des cordons de souliers, des rats-de-cave, des tubes d'acier, de fer ou de verre, des bouts de caoutchouc, de corne, de bois, etc., etc., sont des échantillons variés des corps étrangers que l'on rencontre chaque jour dans la vessie. Les bouts de sonde en gomme ou en métal, des fragments de bougie, des canules de seringue en verre, des instruments de chirurgie, etc., etc., brisés accidentellement pendant un cathétérisme, sont également des spécimens d'objets qui peuvent se rencontrer dans le sac urinaire. Enfin, on peut rencontrer dans la vessie des balles, des grains de plomb ainsi que des fragments de vêtements, de cuir, de bois, etc., introduits en même temps que les projectiles dans la cavité urinaire.

Ces corps étrangers, quel que soit leur mode d'introduction et quelle que puisse être leur origine irritent la vessie; selon leur nature et leur volume, ils gênent d'une façon plus ou moins rapide et accentuée l'émission de l'urine et, en peu de temps, des symptômes de véritable cystite ne tardent pas à apparaître; tous ces fragments, multiples ou isolés, occupent le bas-fond de la vessie et, au bout d'un temps plus ou moins long, ils subissent l'incrustation calcaire en augmentant, de ce fait, leur volume primitif d'une façon notable.

D'une façon générale et absolue, tout corps étranger de la vessie doit être extrait le plus rapidement possible. Quand cet accident survient pendant un cathétérisme ou une injection uréthrale malheureuse, le blessé doit immédiatement avoir recours à l'intervention d'un médecin et le mal est aisément réparé soit au moyen de l'extraction par l'urèthre soit par la taille. Mais quand cet accident survient à la suite de manipulations érotiques ou d'excitations lubriques, surtout chez les enfants qui ont à craindre des reproches plus que mérités, il n'est pas toujours très facile de reconnaître la cause et la nature de l'affection ; le malade cache à son entourage, et cela aussi longtemps que faire se peut, son état ; il donne de faux renseignements au médecin, il essaye d'échapper à la précision du diagnostic et souvent est lui-même la seule cause de l'aggravation de sa blessure.

En cette circonstance, circonstance qui se rencontre plus souvent que l'on est tenté de le croire, tout trouble urinaire doit donner l'éveil d'un accident de ce genre, surtout quand il s'agit d'enfants, d'adolescents, où même d'adultes érotiques, adonnés à la masturbation ou d'hystériques. Le corps étranger étant une fois reconnu, on devra avoir recours à l'intervention chirurgicale sans attendre une *évacuation spontanée*. C'est une erreur absurde que de croire, *qu'à la longue*, le corps étranger sortira tout seul de son antre ; c'est en se basant sur ces idées fausses, préconçues et malheureusement trop répandues dans tous les mondes, que l'on arrive, faute de soin opportun, à conserver une affection qui ne peut que devenir grave et dangereuse par la suite. Si, en effet, certains corpuscules introduits dans la vessie, tels que grains de raisin, de blé, d'avoine, tels que pépins de pomme, de poire, etc., peuvent à la longue subir une désorganisation, se désagréger et être rendus en même temps que les urines, d'autres, au contraire, solides, résistants et insolubles, tels que sonde métallique, épingles, verre, etc., etc., ne peuvent subir la désagrégation, restent forcément dans le sac vésical qu'ils irritent et y augmentent même de volume par suite des dépôts de sels uriques qu'ils provoquent. Dans ces derniers cas, la vessie s'irrite, s'enflamme et la cystite est créée. Ici donc, l'extraction du corps étrange s'impose, et elle devra être faite aussi promptement que possible, soit par les voies naturelles, au moyen des instruments spéciaux connus sous le nom de prétenseurs, lithrotriteurs, redresseurs; dilatateurs, évacuateurs, etc , soit par la taille hypogastrique ou périnéale médiane.

A côté de ces corps étrangers qui pénètrent dans la vessie de dehors en dedans, on en rencontre qui s'y forment directement et qui proviennent des reins : tels sont les calculs vésicaux auxquels, selon leur grosseur, on a donné les noms de *lithiase vésicale, gravelle vésicale* et *pierre.*

C'est de préférence chez les enfants au dessous de dix ans et chez les adultes dépassant la cinquantaine que se rencontrent les calculs vésicaux, et tandis que ce sont toujours les enfants des classes indigentes ou pauvres qui sont atteints, c'est au contraire les adultes des classes riches qui payent le plus lourd tribut à l'affection ; le sexe n'est également pas étranger à la production des calculs vésicaux ; on les observe avec une fréquence inouïe chez l'homme et avec une rareté extrême chez la femme.

Ils sont dus, selon les circonstances pathologiques, à un état spécial du sang, du rein, des voies urinaires ou de l'urine. Dans ce dernier cas, la production du calcul est de nature chimique; la diminution de l'acidité engendre les phosphates et la perte de l'alcalinité produit la formation des urates : d'où deux formes de calculs, les uns *phosphatiques* et les autres *uriques*.

Les causes les plus diverses provoquent ces concrétions. En général l'hérédité joue le rôle le plus important dans cette affection ; le terrain est ensuite d'une certaine importance dans sa marche : la vie sédentaire, le manque d'exercice suffisant, une alimentation carnée trop riche, la rareté des urines, les sueurs abondantes et profuses, les boissons astringentes, etc., etc., agissent également avec une influence marquée sur la production des calculs urinaires. L'arthritisme, la goutte, le rhumatisme chronique, sont aussi des causes déterminantes et générales de l'affection. Enfin des causes purement locales peuvent agir sur la formation de ces concrétions vésicales, par suite de modifications dans la composition de l'urine. La stagnation prolongée de cette urine dans la vessie par suite d'un obstacle quelconque dans son émission, entraîne la précipitation des principes salins, surtout si l'inflammation vésicale modifie la réaction du milieu dans lequel l'urine séjourne. Dans l'urine devenue alcaline, le phosphate de chaux qui n'est soluble que dans une urine acide ou neutre, se précipite ; de même dans une urine trop acide ou concentrée, les urates acides se déposent. Enfin, la décomposition de l'urée au contact de certains

« Le *Bromure de potassium Henry Mure* combat l'hérédité. »

4

ferments fournit du carbonate d'ammoniaque, lequel en se combinant avec le phosphate magnésien normal produit des calculs de phosphate ammoniaco-magnésien parfois très abondants (Bouilly).

Il n'est pas inutile de faire remarquer que certaines boissons et que différentes substances alimentaires peuvent, seules, à la longue, devenir l'unique cause de la pierre.

On peut rencontrer dans la vessie des calculs en quantité et en qualité variables. On n'en trouve généralement que deux ou trois, mais très souvent ce nombre est bien plus considerable et on est arrivé à en trouver, dans une seule et même vessie *trois cent sept!* Leur volume est généralement en raison inverse de leur nombre et, on peut les diviser en petits, moyens et gros. Tandis que dans la lithiase rénale, on peut trouver dans l'urine des petits calculs fins comme du *sable,* qui sont émis en quantité considérable à chaque miction, dans les calculs vésicaux, on peut arriver au poids de *trois kilos* pour chaque masse concrétée. C'est entre ces deux extrèmes que l'on rencontre les calculs de volume normal, et ils sont constitués par des sédiments plus ou moins abondants qui n'ont pu être expulsés et qui ont fini par s'accroître, par suite d'accumulation continuelle d'un dépôt de même nature ou parfois de nature différente. La *forme* de ces calculs est également variable ; tantôt ils se présentent sous l'aspect de petites masses ovoïdes, lisses et polies, tantôt au contraire ils ont la configuration de corps rugueux, bosselés, tubéreux ou muriformes ; d'autres enfin, sont taillés à facettes multiples. La *couleur* diffère aussi ; elle est *jaune* quand les calculs sont formés par l'acide urique ; *brune* ou *noire* quand ils sont constitués par des sels d'oxalate de chaux ou par l'acide oxalique ; *gris* et *gris cendré* quand l'urate d'ammoniaque forme leur base ; *blancs* enfin, quand les phosphates et les carbonates provoquent leur concrétion. En tout cas, leur *odeur* est spéciale et, ordinairement, fort désagréable. D'une façon presque constante, ces calculs, quels qu'ils soient, sont libres dans la cavité vésicale ; par exception ils peuvent parfois être enkystés ou enchatonnés et donnent lieu, dans ce cas, à des complications pathologiques graves.

Au point de vue chimique (et cela offre une grande importance de diagnostic au point de vue de la thérapeutique) on distingue trois espèces de calculs : 1° les calculs d'acide urique, d'urate de chaux ou d'oxalate de chaux, durs, rugueux et qui viennent presque toujours, sinon toujours, des reins ; 2° les calculs de phosphate et d'urate d'ammoniaque, mous, cassants et friables qui prennent naissance dans la vessie, sous l'influence de la combinaison du phosphate de chaux à l'ammoniaque ; 3° les calculs formés uniquement de phosphate et qui tiennent le milieu entre les deux espèces précédentes. Ces calculs qui sont de beaucoup les plus fréquents, se rencontrent en assez grand nombre dans la vessie.

Tous ces calculs peuvent se former insensiblement par suite d'un dépôt permanent de sédiments autour d'un noyau primitif ou bien se constituent d'une façon plus ou moins rapide, en prenant un corps étranger quelconque introduit accidentellement ou volontairement dans la vessie, comme centre et noyau de la concrétion ; ce sont des dépôts successifs, en forme de lamelles concentriques, qui finissent par donner au calcul son volume et son aspect spécial, selon la nature et la composition des sels qui le produisent.

Les symptômes des calculs vésicaux sont nombreux et variables.

Parmi les plus usuels, on peut placer tout d'abord les *phénomènes douloureux.* Le plus souvent ces douleurs sont spontanées, d'une faible intensité, mais devenant de plus en plus aiguës avec la marche et les progrès de la maladie. Elles ont pour siège le bas-ventre, la région périnéale, le col de la vessie, la face interne des cuisses et parfois peuvent gagner, en s'irradiant, la verge et l'extrémité du gland. Les malades atteints de calculs vésicaux éprouvent des sensations douloureuses, du ténesme, des picotements, des brûlures, des cuissons violentes, qui nuit et jour empêchent tout repos et tout sommeil et ne tardent pas à les plonger dans le marasme. A côté de ces douleurs spontanées il existe également d'autres phénomènes qui provoquent une douleur aiguë au moindre mouvement, tels sont le saut, les voyages longs et fatigants, la marche en terrain accidenté, l'équitation, l'automobilisme, la bicyclette, les voitures, etc., etc., qui peuvent aller jusqu'à produire le pissement de sang et qui déterminent des crises intolérables en durée et en acuité. Il est à remarquer que, chez certains individus, il existe des calculs vésicaux sans qu'aucun de ces symptômes ne viennent à se manifester ou qui ne se manifestent que d'une façon accidentelle et très peu marquée.

Les urines sont troubles ; elles sont rarement normales et le jet urinaire est souvent brusquement interrompu pendant la miction. Les envies d'uriner sont fréquentes, impérieuses et douloureuses, surtout pendant la marche et la station verticale, et c'est surtout à la fin de l'émission de l'urine que la sensibilité est plus aiguë. Le sang apparaît souvent dans les urines et cette *hématurie* a une grande importance surtout quand elle apparaît après une marche pénible ou une fatigue quelconque. Ce sang est toujours rouge, liquide, n'apparaît que dans la station verticale, et ne s'écoule qu'au moment où le malade finit d'uriner. Il disparaît de l'urine quand le malade repose dans une station horizontale. Dans certains cas cette hématurie est très abondante et augmente du fait même de sa présence continuelle l'état général déjà affaibli du patient.

Si par le toucher rectal ou vaginal on peut arriver souvent à diagnostiquer la présence de calculs dans la vessie, c'est surtout par le cathétérisme que l'on peut s'assurer d'une façon certaine et absolue de cette affection et c'est le seul symptôme physique ayant une réelle valeur, tant au point de vue du nombre des calculs qu'à celui de leur forme et de leur composition.

Selon l'état général des calculeux, selon leur manière de vivre et selon surtout leurs diathèses l'évolution de la pierre est variable en douleur, en complications, en durée et en terminaison. Le pronostic des calculs vésicaux est toujours fâcheux et grave. Malgré l'amélioration actuelle des méthodes de traitement et les procédés apportés à l'opération de la pierre. on ne peut encore arriver à empêcher ni la production de ces concrétions ni leur reproduction. L'issue de la maladie, malgré son évolution essentiellement irrégulière, parfois très lente et peu accidentée, doit toujours préoccuper d'une manière sérieuse, surtout si la présence du calcul est liée à un mauvais état des reins, de la prostate, de la vessie et des viscères en général, s'il existe du rétrécissement uréthral accidentel ou normal, et si, enfin, cette affection apparaît dans la vieillesse.

Il existe deux traitements des calculs vésicaux : l'un médical et préventif ; l'autre chirurgical et curatif.

Le traitement médical, simplement palliatif et préventif, n'a pour but que de s'opposer, dans la mesure du possible, à la formation et à la production des concrétions vésicales. Une hygiène alimentaire spéciale, un régime de vie particulier, une médication *ad hoc* doivent être suivis par les calculeux selon la nature même de leurs calculs et cela d'une manière rigoureuse et continue.

Dans les calculs *uriques*, aucun aliment susceptible de fournir de l'acide urique ne sera permis ; les viandes rouges, les venaisons, le gibier, la charcuterie, les poissons, les fruits acides, les légumes acides et les boissons alcooliques seront absolument exclus de l'alimentation. Les liquides diurétiques (eau de Vichy-État, Vittel, Contrexéville), les boissons alcalines, les tisanes rafraîchissantes et abondantes seront, au contraire, d'un usage constant ; les purgatifs salins, l'exercice musculaire, les bains, les massages fréquents, la gymnastique et, en général, toutes autres causes capables d'éliminer l'excès d'acide urique du sang seront d'une puissante utilité. Dans les cas de *lithiase oxalique*, tous les aliments riches en acide oxalique, tels que l'oseille, les épinards, le café, le thé, la rhubarbe, la tomate, les haricots verts, etc., etc., seront rigoureusement proscrits ; de l'usage fréquent de purgatifs légers, de boissons diurétiques et de bains généraux, on retirera de grands avantages. Dans la lithiase phosphatique on évitera les alcalins comme médication interne et on surveillera le régime alimentaire, surtout au sujet de l'absorption de ces sels.

Le traitement chirurgical, seul véritablement curatif, consiste à aller chercher et à extraire le ou les calculs situés dans la vessie. Cette opération peut se faire de deux manières : Par la *Taille* ou par la *Lithotritie*. Dans le premier cas, l'opération (*Cystotomie*) consiste dans l'ouverture de la vessie en se frayant une route à travers les tissus soit à la région périnéale, soit à la région hypogastrique, soit à la région recto-vésicale. Dans le deuxième cas, la *Lithotritie* a pour but de broyer les concrétions vésicales dans le sac urinaire, à les diviser en fragments très minimes et à les éliminer par les voies naturelles. Selon les cas spéciaux, on s'adresse à telle ou telle manière d'opérer.

Dans tous les cas, une fois que la présence de la pierre est assurée, une fois que le diagnostic est posé d'une façon sûre et certaine, c'est à l'opération que le malade doit se soumettre avec le plus de promptitude possible. Il est inutile d'attendre et de compter sur la *nature* ou sur une médication quelconque pour guérir, car ces agissements ne font qu'aggraver l'affection, délabrent le patient et peuvent mettre ses jours en danger ; aucun *dissolvant*, aucun *médicament* ne peuvent faire *fondre* la pierre et c'est au chirurgien qu'il appartient seul d'agir et d'intervenir le plus rapidement possible dans l'intérêt même et du malade et de la maladie.

C'est dans ces affections que l'on devra surtout éviter d'avoir recours à des individus peu scrupuleux et aux innombrables charlatans qui, par des promesses plus que téméraires, n'arrivent qu'à compromettre gravement l'état des malades.

VI

Cystites.

On donne le nom de *Cystite* à l'inflammation des parois de la vessie et, d'après le mode même d'évolution de cette inflammation, la cystite est *aiguë* ou *chronique*. En outre l'inflammation peut se localiser d'une façon plus spéciale soit sur le col de la vessie, et donner lieu à la cystite du col vésical, soit sur le corps même de la vessie, donnant ainsi un siège différent à l'affection.

Les causes les plus variées peuvent provoquer la cystite aiguë. En dehors de toute influence locale, il existe une cystite *essentielle*, pouvant se montrer sans causes apparentes ; tels sont également les cas où apparaît l'inflammation de la vessie, et surtout du col, après un refroidissement brusque, après l'impression prolongée de l'humidité, après un arrêt de transpiration, ou une impression violente de froid, soit local, soit général. La cystite se montre souvent aussi au déclin d'une fièvre éruptive, d'un rhumatisme, d'un accès de goutte et dans le cours de nombreuses affections générales aiguës ; en outre le lymphatisme, la scrofule. le rhumatisme, la tuberculose sont des terrains favorables à l'évolution de la cystite. Mais c'est surtout à la suite de blessures, de contusions opératoires, de corps étrangers, de rétention d'urine prolongée, d'extension d'une inflammation de l'urèthre, des reins ou de la prostate, à la suite d'ingestion de substances alimentaires ou médicamenteuses, ou d'injections de liquides infectieux ou irritants instillés dans la vessie ou dans le canal uréthral qu'apparaît la cystite ; d'autres causes peuvent encore agir sur la vessie et provoquer son irritation, causes inconnues pour la plupart, car quelque compliquée que puisse paraître la classification étiologique qu'on vient de lire, elle est encore bien loin de répondre à tous les faits !

En dehors de la *Cystite essentielle*, forme rare jusqu'à un certain point, la cystite *traumatique* est fréquente et généralement grave. Elle survient à la suite des lésions du réservoir urinaire ; à la suite de contusions, de déchirures, des plaies vésicales, des opérations pratiquées pour l'extraction ou le broiement des calculs, pour l'évacuation de la vessie, les cathétérismes répétés et pratiqués par une main peu exercée, les injections intra-vésicales avec des liquides irritants, les injections uréthrales poussées trop vigoureusement et même l'emploi inhabile des bougies dilatatrices provoquent souvent l'inflammation de la vessie et suffisent pour déterminer parfois des irritations violentes qui s'accompagnent de suppurations diffuses et même de gangrène. A la suite d'accouchements laborieux, la compression prolongée provoque la cystite d'une façon malheureuse et la mortification des tuniques vésicales, car le fait de la présence seule du fœtus pendant un certain laps de temps à la région vulvo-vaginale, est une des causes les plus fréquentes qui doit être invoquée dans ces accidents et le siège habituel de ces lésions, des perforations et des fistules qui en résultent généralement, le démontre d'une façon irréfutable. En outre, la grossesse à elle seule peut être cause de cystite aiguë, par suite de l'état gravide de l'utérus et de la rétention urinaire. Ces formes de cystite peuvent persister longtemps après l'accouchement.

Enfin la cystite *symptomatique* est, de toutes, la plus connue et elle reconnaît les causes les plus diverses. En dehors de la gravelle, des corps étrangers, des affections organiques de la vessie, qui s'accompagnent d'une façon constante d'une inflammation des parois vésicales, les affections des parties voisines viennent retentir presque toujours sur cet organe. Chez la femme, les maladies de l'utérus et du vagin ; chez l'homme, les inflammations de la prostate et de l'urèthre et chez les deux les affections du rectum, du gros intestin et du péritoine agissent sur les tuniques vésicales soit par propagation directe de l'inflammation, soit de toute autre façon (Chauvel). L'alcool, le café, certains diurétiques, les balsamiques et en particulier le cubèbe et le copahu, les cantharides, tant à l'intérieur qu'à l'extérieur et quantité de substances alimentaires, peuvent provoquer un certain degré de cystite aiguë. Les brûlures étendues, les affections de la moelle épinière, les maladies chroniques des voies urinaires et des reins, la blennorrhagie, les excès vénériens et un grand nombre d'affections générales, microbiennes ou inflammatoires, peuvent également être la cause des cystites aiguës.

Ces causes multiples montrent que l'âge et le sexe ne doivent pas avoir une influence considérable sur la production de la cystite aiguë. La cystite apparaît surtout à la période moyenne de la vie, bien qu'elle soit parfois d'une très grande fréquence chez les vieillards ; elle est plus fréquente chez l'homme et, malgré les cas de cystite nombreux occasionnés par la grossesse, les organes urinaires de la femme sembleraient, par le fait de leur conformation, devoir la mettre en partie à l'abri des causes de cystite, mais la fréquence des affections de l'utérus et de ses annexes rétablit à peu près la balance entre les deux sexes (Chauvel).

Trois grands symptômes fonctionnels caractérisent les cystites aiguës : la *douleur*, les *troubles* de la miction et la *pyurie*; ce sont les symptômes locaux.

La *douleur* est constante dans la cystite et elle se fait principalement sentir au moment de l'émission de l'urine, cette douleur spéciale est connue sous le nom d'*épreinte* ou de *ténesme vésical*. Entre deux mictions, il existe de la sensibilité anormale dans le bas-ventre, de la plénitude, de la pesanteur plus ou moins vague qui ne tarde pas à être d'une acuité de plus en plus grande. L'envie d'uriner est fréquente, impérieuse, la vessie est d'une sensibilité extrême, elle paraît distendue, elle demande à se vider et si le patient ne peut satisfaire ce besoin, s'il essaye de se retenir, toute la région hypogastrique devient douloureuse ; l'anus, le périnée, le rectum, les cuisses, les aines deviennent le siège d'une sensibilité extrême, d'élancements pénibles qui gagnent peu à peu la région lombaire et tout le bassin. Malgré les efforts du malade, l'urine s'échappe et les quelques gouttes émises dans d'atroces souffrances, brûlent comme un fer rouge le col de la vessie et la portion prostatique de l'urèthre et plongent le patient dans d'intolérables tortures. Loin d'être soulagée par cette émission d'urine, la vessie se contracte avec plus de vigueur, tous les muscles évacuateurs se contractent avec elle et le malade s'abandonne à ce paroxysme de douleur, accroupi sur son lit, haletant, épuisé, et poussant des cris de détresse, en attendant anxieusement la fin de ces contractions spasmodiques. Peu à peu le calme apparaît, une accalmie de quelques instants survient mais le malade n'a pas le temps de se remettre qu'une nouvelle quantité d'urine, au contact de la muqueuse enflammée, vient le replonger dans ces atroces souffrances ; au ténesme vésical vient s'ajouter le ténesme rectal, les matières fécales sont expulsées involontairement et de nouvelles douleurs arrachent des cris au patient même le plus courageux. Ces crises se rapprochent, deviennent presque continuelles, ne s'interrompent pour ainsi dire pas, et l'on voit de ces malheureux qui, nuit et jour, sans un moment de répit restent accroupis sur la terre ou sur leur lit, prenant les positions les plus étranges pour échapper aux épreintes et s'épuisent en efforts aussi inutiles qu'infructueux, en demandant la mort pour se soustraire à la douleur.

La fréquence de la miction est un signe caractéristique des cystites; le besoin d'uriner est incessant et sans interruption. Dès que quelques gouttes d'urine arrivent au contact de la muqueuse vésicale, il se produit des contractions énergiques, spasmodiques et la vessie malgré ses efforts perpétuels n'arrive pas à se vider; à chaque effort le patient ne rejette que quelques gouttes d'urine et presque toujours ces mictions incessantes coïncident avec une rétention presque absolue. Seul le cathétérisme arrive à vider le réservoir urinaire, du moins pour un petit laps de temps. Dans certains cas la fréquence des mictions peut arriver à 75 ou 100 émissions par 24 heures !

La *Pyurie* (urines purulentes) est constante, au moins à la période d'état. Dans la cystite aigüe la quantité des urines émises est toujours au dessous de la normale; au début de l'affection et dans les cas bénins, les urines, assez abondantes parfois, sont colorées légèrement en rouge; placées dans un verre allongé et abandonnées pendant quelques heures ces urines ne tardent pas à perdre leur transparence; il y apparaît un nuage grisâtre qui occupe une certaine hauteur et qui est formé par du mucus épais et abondant; quand l'affection est plus intense, l'urine prend une coloration rougeâtre, elle est très chargée et elle laisse déposer au fond du verre, une couche abondante formée par du pus, des mucosités, du sang et des cristaux d'acide urique et d'urates. Dans les cas graves, la pyurie s'accompagne d'hématurie, on trouve des caillots sanguins dans l'urine à la fin de la miction et les linges du malade portent les marques irrécusables de cette hémorragie, soit à l'état de dilution, soit à l'état de coagulation.

Les symptômes *généraux* sont en rapport non seulement avec la gravité de la cystite, mais encore avec les complications qui peuvent l'accompagner.

La rétention de l'urine au début de l'affection est le symptôme le plus à craindre ; il est en outre le plus douloureux. Distendue d'une façon considérable, la vessie ne peut se vider et la miction est rendue impossible : les douleurs que cette impossibilité provoque, s'irradient aux lombes, aux cuisses et dans tout l'abdomen ; pendant la crise ininterrompue, arrivé au paroxysme de la souffrance, le malade est en proie à l'anxiété la plus vive ; la face est grippée, pâle, tirée, les yeux sont cernés, les sueurs sont profuses, le ventre dur, ballonné est douloureux dans toute son étendue, la fièvre est intense, le pouls est dur, et dans une position accroupie il cherche, dans de vains et terribles efforts, à émettre quelques gouttes d'urine. Si le malade n'est pas immédiatement soulagé par le cathétérisme, les sueurs apparaissent avec plus d'abondance, l'agitation devient extrême, les douleurs sont intolérables, les vomissements font suite à des hoquets rebelles et le délire d'abord, le coma ensuite, ne tardent pas à arriver.

Dans les cas légers, le tableau est moins noir ; quelques douleurs dans le bas-ventre, quelques frissons, une lassitude plus ou moins grande, et une plus grande fréquence dans la miction annoncent le début de la cystite aiguë et tout rentre dans l'ordre après une crise plus ou moins prononcée ; mais quand l'épreinte vésicale augmente, quand le besoin d'uriner se fait sentir avec plus de fréquence et d'impériosité, quand les sueurs sont plus abondantes et que l'anxiété devient plus profonde, la crise menace d'être plus grave et les secours deviennent urgents pour parer aussi promptement qu'il est possible à des accidents d'une gravité exceptionnelle : l'infection urineuse, la rupture de la vessie, la gangrène des parois vésicales et la suppuration des tissus peri-vésicaux. Ce n'est plus alors la cystite, ce sont les complications qui dominent la scène (Chauvel).

Selon les terrains, selon les individus et l'intensité de la maladie, la marche des cystites aiguës varie, tandis que chez certaines personnes apparaît, après un simple excès de table, d'alcool, de fatigue ou après un léger refroidissement, une véritable cystite qui disparaît après deux ou trois jours de repos et quelques médicaments anodins, chez d'autres, au contraire, les mêmes causes produiront des effets d'une gravité exceptionnelle qui pourront même devenir mortels, surtout grâce aux complications ; les causes qui, une fois, agiront sur la vessie d'une façon bénigne, agiront, une autre fois, d'une façon grave selon l'état même de receptivité morbide dans lequel se trouvera le patient. Donc, essentiellement variable avec la cause et le terrain, l'évolution des cystites aiguës peut être très rapide et se terminer par la guérison en quelques jours ou passer lentement et insidieusement à l'état chronique avec des accès plus ou moins éloignés de crise et d'acuité absolues.

La cause qui a provoqué la cystite, son terrain d'évolution et surtout son traitement forment les bases du *pronostic*, bénin ou grave selon les circonstances.

Dans les cas légers de cystite aiguë, quand la rétention d'urine ne plonge pas le patient dans d'intolérables souffrances, en attendant le médecin, on pourra avoir recours aux *traitements* suivants : sangsues à la région prostatique, lavements purgatifs, d'abord, et émollients ensuite, avec de l'eau miellée, de l'eau savonneuse, de l'eau de graines de lin épaissie jusqu'à consistance sirupeuse et additionnée de *un* centigramme de chlorhydrate de morphine ; ces lavements émollients seront gardés dans le rectum le plus longtemps possible. Les bains de siège peu prolongés, les bains généraux, les larges cataplasmes en farine de lin, arrosés de laudanum, appliqués sur le bas du ventre ou au périnée ; les suppositoires opiacés ; les fomentations chaudes, les embrocations avec des pommades narcotiques, balsamiques ou émollientes, donneront de bons résultats en diminuant l'acuité des épreintes et du ténesme vésical.

Le régime sera sévère et la diète rigoureuse, surtout si la cystite s'accompagne de fièvre. D'une façon générale les infusions émollientes, balsamiques (1) et chaudes sont indiquées ; la tisane en graines de lin, la bourrache, la mauve, le chiendent, le stigmate de maïs, la queue de cerise, la pariétaire, l'orge, etc., etc., sont

____

(1) Sucrer toutes ces infusions avec du *Tolu Le Bœuf*, c'est décupler leur action.

des boissons diurétiques qui diminuent la souffrance et facilitent la miction en agissant mécaniquement autant par la quantité d'eau qui passe par la vessie que par la qualité des plantes infusées. Le santal, le baume de tolu, l'essence de térébenthine, le copahu, l'essence de myrte, l'arhéol, sont également des substances médicamenteuses qui soulagent rapidement le malade et modifient avantageusement les urines. Quelques laxatifs légers seront également d'une grande utilité.

Quand la miction est impossible ou quand elle s'effectue avec des douleurs trop aiguës, on devra avoir recours au cathétérisme, mais, dans ces cas, c'est aux soins d'un médecin seul que l'on doit avoir recours. Se sonder ou essayer de se sonder soi-même ou se faire cathétériser par une personne étrangère à l'art médical. est une faute grave ; c'est, le plus souvent, courir au devant d'accidents fâcheux, mortels souvent.

D'ailleurs, dans les cas graves, lorsque la cystite apparaît avec une violence extrême dès le début, il est inutile de perdre un temps précieux en tergiversations malheureuses ; c'est à l'homme de l'art que l'on devra avoir immédiatement recours, car souvent sous une cystite plus ou moins aiguë se cachent des affections diverses de la vessie, tels que corps étrangers, hypertrophie de la prostate, cancer, calculs vésicaux, cystalgie, blennorragie, etc., etc., qui demandent des soins particuliers et spéciaux.

Dans tous les cas, chez les individus qui ont la vessie sensible et qui ont, de par le fait même de leur terrain organique, des dispositions à voir leur vessie s'irriter, il sera de toute nécessité d'avoir recours à un traitement préventif et à une hygiène particulière. D'une façon générale, on devra s'abstenir d'excès vénériens, d'alcools, de vins généreux, de mets épicés et d'aliments excitants; la miction devra être fréquente, non contenue et régulièrement effectuée ; les boissons alcalines, artificielles ou naturelles, devront être prises d'une façon modérée, mais constante, les bains devront être fréquents, le ventre devra être constamment libre et, en un mot, le *vésical* devra apporter toute son attention sur son réservoir urinaire, à seule fin d'éviter son irritation directe ou indirecte. Ce traitement *préventif,* suivi avec régularité et patience, donnera d'excellents résultats.

La *cystite chronique* est une des affections les plus communes, plus souvent consécutive qu'essentielle, que l'on rencontre chez nombre d'adultes et de vieillards dont les différents organes du système urinaire sont lésés.

Elle se présente sous trois formes principales ; la cystite chronique simple, la cystite catarrhale et la cystite parenchymateuse. (Dans les cas de cystite tuberculeuse, c'est l'infection bacillaire qui siège sur la vessie). La cystite chronique simple est le rapide passage à la chronicité de l'affection aiguë ; c'est la suite indéfinie de la cystite aiguë. La seconde forme se caractérise par l'altération de l'urine même dans ses qualités physiques et chimiques avec des paroxysmes plus ou moins fréquents, et la troisième forme, la cystite parenchymateuse est caractérisée par la désorganisation plus ou moins accentuée du tissu vésical proprement dit.

Les cystites chroniques peuvent exister avec ou sans catarrhe vésical ; elles peuvent se produire simplement à la suite de cystite aiguë ou résultent d'arrêt dans le cours de l'urine par rétrécissement de l'urèthre, par tumeur de l'urèthre, par hypertrophie de la prostate, par tumeur de la verge, par corps étrangers et calculs de la vessie, par tumeur de la vessie, par paralysie de la vessie, par atonie de la vessie, par propagation d'une affection des organes voisins, etc., etc., par irritation continuelle, par traumatisme chronique de la vessie et, en nombre de cas, par suite d'influences générales et d'infection (grossesse, tuberculose, cachexie, cathétérismes fréquents impurs et septiques, mal de Bright, etc.). Enfin ces états chroniques peuvent encore être aggravés par le froid, les excès alcooliques ou vénériens, par une alimentation trop azotée, par les occupations sédentaires, par la résistance à la miction, par la fatigue, etc., etc.

Les cystites chroniques se caractérisent par les symptômes suivants que l'on peut rencontrer isolés ou agglomérés chez un même individu :

Dans la cystite simple, la miction est fréquente ; elle s'effectue sans provoquer de douleurs trop vives et l'urine, émise en quantité variable, est chargée de mucus ou de pus. Cette forme de cystite chronique présente des périodes de calme et d'acuité plus ou moins longues et récidive dans ses accès sous l'influence d'une irritation la plus légère.

Dans la cystite catarrhale la sécrétion urinaire est caractéristique. Recueillie dans un vase conique, l'urine laisse déposer en abondance une matière visqueuse, gluante, adhérente aux parois, demi-transparente qui se détache difficilement du fond du récipient en formant une masse gélatiniforme lourde et analogue à du blanc d'œuf non coagulé. Cette matière, parfois très abondante, sécrétée par les parois vésicales même, est formée en majeure partie par du pus et des mucosités.

La douleur est variable en intensité et en fréquence; elle est surtout caractérisée par de la pesanteur dans le bas ventre, au dessus du pubis, et s'accentue au début de la miction; elle est courte, passagère et apparaît également pendant les efforts de la défécation. Avec l'acuité de la maladie, apparaît l'acuité de la douleur; le ténesme vésical et rectal est plus violent, sa durée est plus considérable et se prolonge longtemps même après la miction; celle-ci est également plus fréquente et rappelle les crises de la cystite aiguë. L'incontinence ou la rétention des urines s'observe d'une façon assez prononcée.

L'urine, dont l'examen est de la plus haute importance, est douée d'une odeur spéciale, repoussante et nauséeuse; elle contient en outre du pus et du mucus, de l'ammoniaque, des sédiments et souvent du sang.

Au début de la cystite chronique, les accidents locaux sont légers, peu douloureux, espacés et le malade ne se ressent pas d'une façon fâcheuse de cette affection, mais avec la marche de la maladie, les symptômes s'accentuent; les besoins d'uriner sont plus impérieux, les mictions sont plus douloureuses, les urines sont de plus en plus chargées de mucosités, de pus, elles se troublent, deviennent fétides et forment des dépôts de plus en plus abondants. L'état général s'aggrave, le patient dépérit, ses forces l'abandonnent, l'insomnie et la souffrance s'accentuent et un délabrement complet ne tarde pas à apparaître.

La *marche* et le *pronostic* du catarrhe vésical sont essentiellement variables et dépendent surtout de l'âge, du terrain, des antécédents du malade et des complications qui peuvent survenir pendant son évolution ; de plus, les récidives peuvent être nombreuses et survenir à l'occasion d'une irrégularité de régime, d'un changement brusque de température ou d'un excès quelconque, surtout alcoolique ou vénérien.

Selon les causes qui provoquent la cystite, selon ses origines et son mode d'évolution doit être institué son traitement et, de ce fait, ce traitement devra être subordonné d'une manière spéciale à la cause qui a fait survenir cette affection. Tout d'abord, quand la cystite dépend d'un obstacle apporté au cours de l'urine, quand elle est provoquée par des calculs vésicaux, par des corps étrangers, par des tumeurs uréthrales, prostatiques ou vésicales, c'est à la chirurgie d'apporter une intervention spéciale et cette intervention doit être tentée le plus promptement possible : de la promptitude des secours dépend la rapidité de l'amélioration ou de la guérison. De même on agira sur la cause générale qui engendre la cystite, quand cette cause est elle-même passible d'intervention médicale ou chirurgicale.

Si cette cystite chronique est due à des causes locales ou si elle réclame une médication à la suite d'une opération, c'est à des moyens hygiéniques et thérapeutiques que l'on aura recours.

L'*hygiène*, sous toutes ses formes, joue un rôle prépondérant dans le traitement de la cystite chronique ; si son action ne suffit pas toujours à elle seule pour guérir cette affection, du moins elle apporte un soulagement constant et donne un appui considérable à l'action des agents thérapeutiques.

Au point de vue alimentaire, on devra éviter avec soin les viandes noires, le gibier, la charcuterie, les épices, les condiments, les légumes acides, les mets échauffants, âcres et acides ; il en est de même pour les boissons : les vins, les alcools, les liqueurs, le café, la bière, le thé, le cidre, le poiré, etc., seront rigoureusement proscrits. Le lait, comme aliment et comme boisson, l'eau pure, les infusions diurétiques et les eaux alcalines seront les seuls liquides permis. De plus, les bains généraux, les bains de siège, les ablutions abondantes, les lotions et les douches seront d'une grande utilité. Le froid, l'humidité, le passage brusque d'un milieu chaud dans un endroit à basse température seront soigneusement évités et on devra s'abstenir de fatigues corporelles, de longues marches, d'équitation, de cyclisme, d'automobilisme et autres exercices pénibles qui peuvent avoir un retentissement fâcheux sur la vessie malade. On ne devra jamais retenir l'envie d'uriner et laisser la vessie se distendre ; la miction doit être aussi fréquente que possible, aussi bien pendant la nuit que pendant la journée.

La thérapeutique interne offre les médicaments les plus nombreux et les plus variés aux malades atteints de cystite et tous peuvent donner de bons résultats, selon les individus et selon les cas. En cas de faiblesse générale, d'épuisement et de lassitude organique, on aura recours à l'huile de foie de morue, à la kola, à la coca, aux glycérinophosphates de fer ou de chaux et aux toniques habituels en ayant soin d'éviter les préparations pharmaceutiques à base d'alcool. Les purgatifs salins ou huileux, légers ou fréquents, ainsi que les lavements émollients, seront employés avec avantage pour calmer la vessie d'abord et vider l'intestin ensuite. Le lait, les boissons diurétiques, les eaux minérales (Vichy-État, Vittel, Saint-Louis, Saint-Yorre, Evian, Vals, Contrexéville) rendront de réels services ; ces boissons, prises en abondance, auront pour but de diluer l'urine et de modifier la sécrétion vésicale, ainsi que l'état de la muqueuse de la vessie. Les douleurs seront calmées par l'emploi de narcotiques administrés soit à l'intérieur soit à l'extérieur. Les lavements laudanisés, les suppositoires belladonés ou morphinés, les compresses périnéales imbibées d'huile de jusquiame, de baume tranquille, d'huile laudanisée, les embrocations abdominales avec des pommades ou des liniments calmants, seront les agents principaux de la médication externe. Le sirop de morphine, de chloral, de codéine ; l'extrait thébaïque, le bromure de potassium, le chanvre indien, le bromure de camphre, l'arhéol, etc., donneront, en peu de temps, de bons résultats en atténuant l'acuité de la douleur et du ténesme vésical. Enfin, comme médication directe sur la vessie, on pourra avoir recours avec succès aux diurétiques et aux balsamiques. Le *buchu*, la *pareira brava*, le *chiendent*, la *queue de cerises*, la *mille-feuilles*, le *matico*, la *polygala*, la *carotte sauvage*, en infusions chaudes et abondantes, jouissent d'une réputation méritée. Le copahu, le cubèbe, le baume du Pérou, de la Mecque, de Tolu, la térébenthine, l'acide benzoïque, et d'autres balsamiques sont d'une heureuse efficacité. Enfin, le lavage de la vessie avec des liquides alcalins, antiseptiques, émollients ou médicamenteux donnent, dans des mains expérimentées, de parfaits résultats ; mais, comme je l'ai déjà dit, ces cathétérismes doivent être pratiqués par un homme de l'art, car dans des mains inhabiles, ils peuvent être dangereux ou même mortels.

Dans tous les cas, la cystite chronique, (essentiellement sujette aux rechutes et aux paroxysmes, doit être soignée pendant longtemps ; le malade doit s'armer d'une patience à toute épreuve et ce n'est que par des soins continus, minutieux et raisonnés qu'il peut arriver à améliorer sa situation; c'est à des médecins compétents qu'il devra avoir recours et il devra éviter avec le plus grand soin les réclames des empiriques ou des charlatans qui n'ont pour unique résultat que de produire des effets désastreux.

VII

Prostatites.

———

Par suite de la connexion intime de la vessie et de la prostate, l'inflammation aiguë et chronique de cette glande n'est pas sans retentir d'une façon fâcheuse sur le réservoir urinaire et sans provoquer des désordres du côté de cet organe. Aussi peut-on ranger les *prostatites* à côté des affections de la vessie et doit-on en dire quelques mots.

La prostate, glande qui n'existe que chez l'homme et qui embrasse la partie initiale du canal de l'urèthre immédiatement au dessous de la vessie, peut s'enflammer sous l'influence de causes diverses. Cette inflammation se nomme *Prostatite* et peut être aiguë ou chronique.

La prostatite aiguë provient de causes nombreuses; elle est fréquente pendant le cours ou à la suite de la blennorrhagie et cette fréquence dépend surtout de la médication malencontreuse de cette affection; mal soignée, mal traitée, par suite d'injections trop irritantes, d'une hygiène irrégulière ou de fatigues exagérées, la blennorrhagie laisse presque toujours des complications vésico-prostatiques fâcheuses et c'est le plus souvent sur la prostate que se greffe une inflammation finale; les coïts intempestifs, trop fréquents ou trop longtemps effectués, la masturbation, les contusions de la région périnéale, l'équitation, le cyclisme, le froid, l'humidité, peuvent également provoquer l'apparition de la prostatite aiguë et elle est, enfin, souvent la conséquence d'affections générales, virulentes et infectieuses.

Les symptômes de l'inflammation aiguë de la glande prostatique ont quelque analogie avec ceux de la cystite; le malade ressent des douleurs vives, aiguës et lancinantes à la région périnéale, elles se propagent aux lombes, aux cuisses, au bas-ventre et les besoins d'uriner sont impérieux et fréquents. La miction est irrégulière, l'urine s'écoule en dehors de l'urèthre par filet mince, intermittent et saccadé; après cette émission d'urine il se produit du ténesme vésical et l'anus, lui-même, est le siège d'épreintes douloureuses à chaque garde-robe et très souvent même sans que le besoin de déféquer se fasse sentir. L'érection du membre viril est aussi très prononcée et il existe un certain degré d'éjaculation de liquides prostatique, glandulaire ou séminal. Au début de l'affection, l'urine peut contenir du muco-pus.

La prostatite aiguë peut se terminer par résolution ou par suppuration ou passer à l'état chronique.

Le repos absolu, les grands bains généraux prolongés, l'application, même plusieurs fois répétées, de 15 ou 20 sangsues au périnée, les cataplasmes laudanisés et émollients, les suppositoires belladonés, les pommades opiacées, les lavages du rectum à l'eau très chaude additionnés de narcotiques, les balsamiques (1), les fumigations, les purgatifs huileux ou salins, seront des médications qui donneront de très bons résultats en peu de temps quand la prostatite doit se terminer par la résolution ; mais quand les symptômes du début s'aggravent, quand la fièvre, les frissons, le délire surviennent, quand la douleur est suraiguë, avec ténesme vésical et rectal considérable, quand la miction est impossible et que le malade, malgré tous ses efforts ne peut arriver à émettre que quelques gouttes d'urine louche, épaisse et purulente, c'est à la forme *phlegmoneuse* de la prostatite que l'on a affaire et c'est à l'art chirurgical que l'on doit avoir recours, sans tarder, pour éviter des complications graves toujours, mortelles parfois. En attendant ces secours, quelques cataplasmes très chauds, arrosés de laudanum et un peu de sirop de morphine ou de chloral apaiseront les souffrances du patient.

La *Prostatite chronique* peut survenir à la suite de la forme aiguë ou apparaître comme conséquence de congestions prolongées et répétées du côté des organes pelviens, de contusions, de pédérastie, etc., ou compliquer *localement* une affection générale. Les symptômes sont à peu près identiques à ceux de la prostatite aiguë, mais ils sont moins accentués ; il existe, à la région périnéale, de la lourdeur, de la pesanteur, des douleurs avec irradiations du côté des lombes, des

(1) Un idéal balsamique, c'est le *Tolu Le Bœuf*.

cuisses, de la verge et des testicules ; la miction est fréquente, douloureuse et impérieuse et l'urine, plus ou moins abondante, est chargée de muco-pus. L'hypertrophie de la prostate est moins prononcée que dans la prostatite aiguë. Il existe, en outre, un écoulement de liquide prostatique parfois très abondant. La prostatite chronique évolue lentement ; elle imprime au malade un caractère spécial de dépression physique et morale et, sous l'influence d'une mentalité troublée par les douleurs, par l'affaiblissement général et par les irrégularités des mictions, le patient arrive parfois au suicide ou à la folie.

On devra traiter, dans ce cas, et le malade lui-même et la maladie. Par des toniques généraux et des reconstituants on relèvera la santé du malade ; les distractions lui seront nécessaires, et le grand air, la vie en commun, la tranquillité de corps et d'esprit lui seront d'une grande utilité. Les souffrances seront calmées par le sirop de morphine ou de chloral, par les lavements laudanisés, par les suppositoires opiacés, par les balsamiques, par les bains chauds et par les pommades adoucissantes. Les eaux minérales alcalines, le lait, une alimentation peu azotée seront les boissons et les mets les mieux en rapport avec l'état du malade. Quant aux cathétérismes, c'est avec prudence qu'il faudra y avoir recours et c'est au médecin seul qu'il appartiendra de les pratiquer.

Les *tumeurs de la prostate* sont fréquentes ; des tubercules, des kystes, des calculs, du cancer, des gommes syphilitiques, de la sclérose peuvent les pro-

duire. Comme différents symptômes peuvent faire
croire, de prime abord, à une simple prostatite aiguë
ou chronique, il sera de toute nécessité, au début de
l'affection, d'avoir recours aux soins et aux examens
médicaux pour éviter toute suite fâcheuse, autant que
faire se pourra.

VIII

Hématuries.

———

Nous avons vu, dans un chapitre précédent, que
l'urine peut contenir du sang ; or, pendant la miction,
quand cette urine qui s'écoule par le méat urinaire est
mélangée en des proportions plus ou moins grande de
liquide sanguin, il y a *Hématurie*. Ce sang peut pro-
venir des reins, des bassinets, des uretères, de la vessie,
de la prostate ou même du canal uréthral ; les lésions
de ces organes provoquent ces hémorragies et il est
parfois difficile de reconnaître l'origine réelle de cet
écoulement sanglant ou sanguinolent. Les traumatismes,
les lésions organiques, les corps étrangers, les congestions et les néoplasmes du rein, de la vessie ou des
canaux vecteurs de l'urine peuvent se compliquer de
ruptures des réseaux sanguins et le sang est finalement
expulsé au dehors par la miction soit pur, soit mélangé
d'une façon plus ou moins complète à l'urine. Des
maladies diverses, telles que la variole, la scarlatiné,
les fièvres typhoïde, bilieuse ou puerpérale, certaines
intoxications, telles que celles produites par le plomb,

le mercure, les cantharides, etc., peuvent également provoquer l'hématurie et, enfin, dans les pays chauds certains parasites particuliers. Dans tous ces cas elle est *symptomatique* de ces affections. Plus rarement elle est *essentielle* et la jeunesse, le tempérament sanguin, l'abus des aliments riches en principes nutritifs, les excès répétés de boissons alcooliques y prédisposent, ainsi que la chaleur du climat.

Les symptômes qui précèdent l'hématurie varient suivant l'organe malade d'où le sang s'échappe. Ainsi, si c'est des reins, il existe dans la région lombaire des pesanteurs, des douleurs sourdes ou aiguës et de l'élélévation de température ; si c'est la vessie qui est atteinte, le malade ressent une douleur profonde dans l'hypogastre, de la pesanteur à l'anus, de la lourdeur au périnée et souvent même une douleur pongitive à l'extrémité du canal uréthral. La quantité du sang et surtout son mode d'émission, donnent également des renseignements certains sur son lieu d'origine ; lorsque le sang vient au méat dès le début de la miction, lorsqu'il est intimement mélangé à l'urine, on peut être à peu près sûr que l'hématurie provient des reins ; quand, au contraire, le sang a son point de départ dans la vessie, il ne s'écoule d'ordinaire qu'au moment où le malade finit d'uriner, tandis que les premières gouttes d'urine émises ne sont qu'à peine teintées, ou même presque normales. Si, quelquefois, la quantité de sang émise est insignifiante, il peut arriver, au contraire, que cette hémorragie soit énorme, allant jusqu'à provoquer une syncope ou même la mort.

Selon la cause qui la provoque, l'hématurie peut être accidentelle, passagère ou répétée ; son intensité et sa fréquence dépendent surtout de l'affection générale ou locale qui la produit et c'est cette maladie même qui détermine la gravité du pissement de sang ; son pronostic sera donc basé sur la gravité plus ou moins grande de l'affection dont elle est le symptôme.

Dans tous les cas, dès que l'on s'aperçoit de la coloration sanglante de l'urine, il est nécessaire de faire examiner cette urine au microscope et de voir un médecin. Plus le mal sera soigné au début de son évolution, plus grandes et plus certaines seront les chances de guérison et, négliger ou remettre à une époque éloignée l'intervention des soins médicaux, c'est s'exposer, inutilement, à des mécomptes parfois redoutables, car le traitement, indépendamment du traitement général des hémorragies, devra être dirigé surtout contre l'affection qui a fait naître cette hématurie et c'est à l'homme de l'art seul d'intervenir.

IX

Tumeurs de la vessie.

La vessie peut être le siège de tumeurs diverses ; et, selon leur nature même, elles peuvent être bénignes ou malignes. C'est surtout dans l'âge avancé, entre cinquante et soixante-dix ans que ces affections néoplasiques apparaissent, et ce sont généralement d'autres affections de l'organisme qu'elles viennent compliquer.

Les tumeurs vésicales les plus fréquentes que l'on rencontre d'ordinaire sont les *Fibromes*, les *Papillomes*, les *Fongosités*, les *Épithéliomes* et les *Cancers*. Les unes sont bénignes, les autres malignes, et, bien que très distinctes, tant au point de vue de l'évolution qu'à celui de la curabilité, ces affections ont des symptômes fonctionnels assez semblables et qui ne diffèrent guère, dans leur ensemble, de ceux provoqués par la présence d'un calcul dans la vessie.

Le symptôme le plus important des tumeurs vésicales est l'hématurie qui survient sans cause appréciable, en plus ou moins grande abondance et qui revient à des intervalles réguliers. Entre deux de ces hémorragies, l'urine est normale, elle est parfaitement claire et limpide et ne contient ni pus ni mucosités. La douleur, très changeante, est parfois nulle, parfois très tardive et peut varier dans ses localisations.

Le diagnostic de ces tumeurs est d'une importance capitale et il s'impose dès que les troubles locaux apparaissent. Quand il s'agit de tumeurs bénignes, *papillomes*, *fongosités*, *fibromes*, l'intervention chirurgicale seule peut donner une guérison assurée. C'est encore à une intervention chirurgicale que l'on devra s'adresser quand ce diagnostic sera douteux, car de la sûreté de la connaissance de la tumeur dépend souvent l'issue de la maladie ; d'ailleurs l'examen microscopique des urines, le toucher rectal, l'exploration vésicale faciliteront le diagnostic. Ces affections, quand elles sont *bénignes*, évoluent lentement et l'état général ne se ressent qu'à peine de leur présence ; elles n'ont aucun retentissement marqué sur l'organisme et la santé reste généralement bonne. Mais quand, au contraire, la déchéance apparaît, quand la cachexie se montre avec son cortège de phénomènes débilitants, le pronostic est grave, car, alors, on se trouve en présence de tumeurs malignes, épithélioma ou cancer, à issue fatale, nécessairement mortelle à brève échéance, malgré tous les soins et tous les secours médicaux ou chirurgicaux qui peuvent entourer le patient.

On voit donc quelle sera la nécessité de faire faire, par un médecin compétent, un diagnostic précis pour éviter, soit un atermoiement dangereux, soit une opération inutile.

X

Cystalgie, Cystocèle, Exstrophie.

———

On donne le nom de *cystalgie* à la névralgie du col
de la vessie ; elle est caractérisée par des phénomènes
douloureux sans *spasmes* ; le spasme est, au contraire,
la contraction douloureuse du corps ou du col de la
vessie.

Cette maladie accompagne fréquemment les contusions, les traumatismés de la région périnéale, les
chutes sur le périnée, les fatigues provoquées par l'équitation prolongée, par le cyclisme et, en général, la
plus grande partie des affections vésicales. Elle se
rencontre de préférence chez les névropathes.

Une douleur s'irradiant de la vessie à l'anus et au
périnée, des besoins fréquents d'uriner, parfois des
urines contenant quelques traces de sang, de la pesanteur dans le bas-ventre et une certaine lassitude générale, sont les symptômes les plus communs de cette
affection.

La cystalgie qui parfois est de longue durée et qui
récidive avec facilité, disparaît plus ou moins rapide-

ment, sous l'influence du repos, des bains généraux ou locaux, des lavements narcotiques ou antispasmodiques; les pommades émollientes, les cataplasmes laudanisés, les onctions avec des liniments calmants sur le bas-ventre ou à la région ano-périnéale donnent de bons résultats ; les suppositoires morphinés, les balsamiques et les antinévralgiques internes sont également des moyens thérapeutiques d'une énergique efficacité.

Chez les névropathes et les neurasthéniques, il sera également utile de faire suivre un traitement général spécial.

A côté de la cystalgie, on peut placer la *cystite can-tharidienne*. A la suite d'une application de vésicatoire, après une absorption de teinture de cantharides, après l'ingestion de poudre de cantharides, il survient, chez certains sujets, des douleurs plus ou moins intenses du côté de la vessie. La miction est douloureuse, l'urine est rare, une cuisson spéciale envahit la région vésico-périnéale et le malade peut même éprouver un ténesme violent. Cette *véritable cystite*, qui peut durer de quelques heures à quelques jours, s'amende rapidement sous l'influence de boissons alcalines, diurétiques et balsamiques ; l'application d'un cataplasme chaud sur le bas-ventre ou un lavement laudanisé, chaud ou froid, calmeront en peu de temps cette légère irritation vésicale parfois extrêmement douloureuse.

La *Cystocèle* est la hernie de la vessie ; cette affection rare ne se produit que lorsque la vessie est lâche, para-lysée ou cloisonnée.

La cystocèle se présente sous la forme d'une tumeur

molle, fluctuante, se vidant sous la pression ; souvent elle ne peut se réduire. Elle peut exister soit à la région inguinale, ou crurale, soit à la région périnéale ou vaginale.

C'est à l'art chirurgical seul d'intervenir.

L'*Exstrophie* de la vessie est un vice de conformation qui est caractérisé par l'absence de la paroi abdominale correspondant à la vessie et par l'absence de la paroi antérieure même de la vessie ; il y a donc hernie de la vessie à travers la paroi de l'abdomen et développement incomplet des parois de la vessie. Cette exstrophie forme à la région pubienne une tumeur molle, peu saillante, à la surface de laquelle on voit sourdre continuellement l'urine goutte à goutte par les orifices des deux uretères. En général, d'autres malformations existent également dans le système génito-urinaire ; la verge est absente ou réduite à un petit moignon, le canal de l'urèthre est ouvert sur son trajet soit à la région dorsale (Epispadias) soit à la région inférieure (Hypospadias) il existe de l'ectopie des testicules, de l'imperforation de l'anus, de la formation incomplète de l'intestin, etc.; il est fréquent de rencontrer également d'autres malformations ou d'autres arrêts de développement de l'organisme.

Cette exstrophie n'est pas incompatible avec la viabilité de l'enfant ; mais des inconvénients graves en résultent et à côté des vices qui détruisent la régularité et la physiologie de la miction, se rencontrent également des troubles sexuels considérables pouvant aller même jusqu'à l'impuissance.

Quand au traitement il est palliatif ou chirurgical.

Un appareil orthopédique peut être appliqué sur cette béance, ou une opération sanglante, consistant dans l'abouchement des uretères avec le rectum, dans la réfection de la paroi vésico-abdominale, par voie autoplastique, peut remédier en partie à cette triste infirmité.

Enfin je ne fais que mentionner les *varices* de la vessie, qui se rencontrent très rarement, qu'il est difficile de diagnostiquer et qui compliquent généralement d'autres affections de l'organe.

XI

Hygiène de la Vessie.

———

Si guérir est bien, prévenir le mal vaut mieux et ici, plus que partout ailleurs, cet aphorisme est vrai. Or, si l'hygiène strictement appliquée au sujet des fonctions urinaires ne prévient pas toujours, par son intervention seule, les affections vésicales, du moins elle peut, à elle seule et par les moyens multiples dont elle dispose, assurer pendant de longues années une intégrité absolue à cette fonction et à ses organes.

Dès le berceau, on veillera sur la miction de l'enfant. Fréquente et abondante, par le fait même de son alimentation lactée, la miction du nouveau-né doit être surveillée ; si cette émission d'urine, sous une influence quelconque, était amoindrie, si la région pubienne était endolorie, si l'urine elle-même était troublée dans ses caractères normaux, il serait utile d'avoir recours aux petits bains tièdes, aux cataplasmes locaux, aux lotions émollientes, aux boissons alcalines. Souvent, même chez les petits enfants, il existe de la lithiase rénale ; l'urine laisse déposer sur les langes ou au fond du vase du sable rougeâtre en quantité plus ou moins abandante ; or cette lithiase qui peut provoquer des douleurs aiguës par suite de coliques néphrétiques, sera combattue par des boissons alcalines, par des bains fréquents et par une diminution de l'alimentation lactée. Plus tard, alors même qu'il n'existerait plus ni sable, ni colique, ni douleur, il sera bon de continuer les boissons alcalines de temps à autre et de soumettre l'enfant à un régime alimentaire spécial.

Quand la vessie de l'enfant est *irritable,* quand sa miction est troublée dans sa quantité ou dans son habitus extérieur, par l'usage de ceintures de flanelle ou de laine on aura soin de le soustraire au froid, à l'humidité ou aux transitions brusques du chaud aux basses températures ; on évitera de le laisser retenir ses envies d'uriner, on l'habituera à vider sa vessie en se couchant, au milieu de la nuit et à son réveil ; on le forcera d'uriner lentement, posément et *à fond ;* on ne le contraindra pas à rester de longues heures sans satisfaire son besoin d'émettre de l'urine et la régularité dans cette miction pourra éviter, pour la suite, des inconvénients parfois dangereux.

Adulte, homme fait ou vieillard, cette régularité dans l'émission des urines sera conservée ; on urinera largement dès le réveil, comme on videra complètement la vessie en se couchant ; après les repas, avant de se mettre au travail dans une chambre close, avant de monter en voiture, en wagon ou à cheval, on aura soin d'avoir la vessie complètement évacuée et, si en cours de route, une envie de faire de l'eau se produisait, on devrait faire tout son possible pour satisfaire immédiatement ou le plus promptement possible, ce besoin.

La sobriété devra être observée avec rigueur si l'on veut conserver l'intégrité vésicale. Les boissons prises en trop grande abondance, surtout les boissons diurétiques, ont leur répercussion directe sur les fonctions urinaires ; à l'excès de boissons, correspond l'excès des mictions, en fréquence et en abondance. La pénurie des liquides ingérés, donnent les résultats contraires et c'est un juste milieu qu'il conviendra de garder, car d'un côté comme de l'autre, abus et retenue ne peuvent que fatiguer la vessie, en l'irritant par une trop grande abondance d'urine ou par une rareté de liquides urinaires, chargés de sels et d'acides. Une juste proportion devra être observée.

Il en sera de même avec les aliments.

Quand, par suite d'une nourriture trop azotée, trop épicée ou trop échauffante, la quantité de l'urine est diminuée et que cette urine elle-même est trouble, rougeâtre et laisse au fond du vase un dépôt sédimenteux, on devra avoir soin de supprimer l'alcool et les vins de l'alimentation ; la nourriture devra être ramenée à son état normal tant sous le rapport de la quantité que sous celui de la qualité ; les boissons alcalines, diurétiques devront être prises en abondance et, dans les cas assez intenses, c'est au régime lacté, absolu ou mitigé, que l'on devra avoir recours.

La constipation, surtout quand elle est habituelle et opiniâtre, peut provoquer, par suite de la compression de la vessie par les matières dures accumulées dans le rectum, des troubles vésicaux. Quand le fonctionnement normal et régulier de la vessie est détruit par cette constipation, on aura soin, par un régime spécial et par une thérapeutique appropriée, de diminuer ou d'enrayer cette congestion ou cette atonie intestinale. Les lavements, les douches périnéales, les affusions chaudes, les suppositoires morphinés et les bains locaux ou généraux, rendront de grands services en ces circonstances.

Dans le cours des affections générales, infectieuses ou non, la vessie peut être souvent atteinte. Dans ce cas, dès que le malade s'apercevra d'une gêne quelconque soit dans la miction, soit dans l'état des urines, il devra en faire part à son médecin, à seule fin d'attirer son attention d'une façon particulière sur les organes urinaires et d'éviter des complications fâcheuses. On ne devra surtout pas oublier que souvent les troubles vésicaux sont les précurseurs d'affections graves, telles que l'ataxie, le diabète, l'albuminurie, les néphrites, et que plus la maladie sera soignée de bonne heure, plus on aura de chances de guérison ou d'amélioration.

Dans tous les cas où la vessie aura l'occasion d'être lésée dans son intégrité par des agents extérieurs ou par des traumatismes, il faudra éviter, autant que possible, l'action vulnérante. A cheval, à bicyclette, en automobile, on aura soin d'avoir des selles ou des sièges confortables, peu durs et d'une grande délicatesse comme fabrication afin d'empêcher toute contusion ; dans les longs voyages, les trépidations des voitures, des automobiles, des wagons ou des autres véhicules seront amoindries par des coussins d'air, d'eau ou de crin et, durant ces trajets, on aura soin de vider la vessie avec régularité sans surtout retenir les envies d'uriner. C'est surtout chez les personnes à vessie facilement *irritable* que ces précautions devront être prises avec une circonspection qui ne saurait être trop méticuleuse.

Chez les ouvriers qui, par le fait même de leur état, peuvent être blessés dans leur travail à la région pubio-abdominale et qui se trouvent ainsi exposés aux traumatismes plus ou moins accentués, il sera prudent de leur faire porter une sorte de *cuirasse abdominale*, en cuir bouilli, en tôle ou en caoutchouc, qui protégera d'une façon efficace la région pubienne et amortira les chocs ou les contusions qui pourraient s'y produire.

Ces conseils, ajoutés à ceux qui ont été donnés dans le cours de cet opuscule, observés avec attention, pourront donner au public, à celui qui s'intéresse à sa santé et qui a besoin de son intégrité pour travailler et vivre, des résultats heureux ; ils trouveront des soulagements à leurs maux quand le mal sera arrivé et pourront l'éviter en se soignant à temps.

Pour eux, *comment on défend sa vessie* doit leur épargner bien des souffrances et les soustraire à bien des accidents, graves toujours, mortels trop souvent.

Jeugny (Aube), mai 1902.

TABLE DES MATIÈRES

Le Mans. — Association ouvrière (Manboussin, Jabidon & Cⁱᵉ), 5, rue du Porc-Épic.